V. Busch / A. May

Kopf- und Gesichtsschmerzen

W0197129

Kopf- und Gesichtsschmerzen

Von
Volker Busch und Arne May

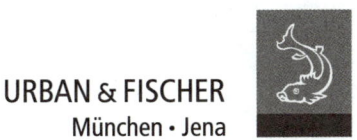

URBAN & FISCHER
München · Jena

Zuschriften und Kritik an:
Urban & Fischer Verlag, Lektorat Medizin, Karlstraße 45, 80333 München
E-Mail: medizin@urbanfischer.de

Anschriften der Autoren:
Volker Busch
Neurologische Klinik
Universitätsklinikum Regensburg
Universitätsstraße 84
93053 Regensburg
E-mail: busch.volker@gmx.de

Priv.-Doz. Dr. med. Arne May
Neurologische Klinik
Universitätsklinikum Regensburg
Universitätsstraße 84
93053 Regensburg
E-mail: arne.may@klinik.uni-regensburg.de

Wichtiger Hinweis für den Benutzer:
Die Erkenntnisse in der Medizin unterliegen laufendem Wandel durch Forschung und klinische Erfahrungen. Herausgeber und Autoren dieses Werkes haben große Sorgfalt darauf verwendet, dass die in diesem Werk gemachten therapeutischen Angaben (insbesondere hinsichtlich Indikation, Dosierung und unerwünschten Wirkungen) dem derzeitigen Wissensstand entsprechen. Das entbindet den Benutzer dieses Werkes aber nicht von der Verpflichtung, anhand der Beipackzettel zu verschreibender Präparate zu überprüfen, ob die dort gemachten Angaben von denen in diesem Buch abweichen, und seine Verordnung in eigener Verantwortung zu treffen.

Die Deutsche Bibliothek – CIP-Einheitsaufnahme
Ein Titeldatensatz für diese Publikation ist bei Der Deutschen Bibliothek erhältlich.

Planung: Dr. med. Felicitas Claaß, München
Projektmanagement: Dr. med. Felicitas Claaß, München; Dr. med. Gisela Heim, München
Lektorat: Susanne C. Bogner, Dachau
Herstellung: Rainald Schwarz, München
Satz: wigel, München
Druck und Bindung: Druckerei Bosch, Landshut
Umschlaggestaltung: Carsten Tschirner, München

ISBN 3-437-23070-0

Aktuelle Informationen finden Sie im Internet unter der Adresse: http://www.urbanfischer.de

Vorwort

Jeder Mensch kennt Kopfschmerzen. Sie gehören zu den häufigsten Symptomen des klinischen Alltags und jeder praktizierende Arzt wird mit diesem Problem tagtäglich konfrontiert. Dem wird leider nach wie vor weder im Studium noch in der klinischen Ausbildung Rechnung getragen. Die Internationale Kopfschmerzgesellschaft (IHS) unterscheidet mehr als 120 Kopfschmerzarten, für die überwiegende Mehrzahl gibt es keine eindeutigen Marker, nicht alle Schmerzmittel helfen bei allen Syndromen. Im Vordergrund des klinischen Alltags stehen die Verunsicherung von Arzt und Patient bezüglich der Dignität und eine zunehmende Budgetierung.

Dabei ist alles ganz einfach: Wenn man sich für Kopfschmerzen interessiert und einige wenige Regeln beherrscht, wird man schon beim Erstkontakt mit dem Patienten den Kopfschmerz sicher diagnostizieren. Wenn man den Leitlinien der Deutschen Migräne- und Kopfschmerzgesellschaft (DMKG) folgt, wird es gelingen, über 80 % aller Kopfschmerzpatienten effektiv und nebenwirkungsarm zu therapieren.

Dieses Buch ist für den klinischen Alltag gedacht und wendet sich an Dienst habende Kollegen im Nachtdienst wie auch an erfahrene Neurologen. Als handliches Nachschlagewerk folgt es den Regeln der IHS und der DMKG. Wir haben viel Wert auf eine pragmatische und kliniknahe Handhabung gelegt. Aus diesem Grund fehlt auch weitgehend die Erörterung von pathophysiologischen Überlegungen und Thesen. Dafür finden sich Praxistipps, die in keinem Lehrbuch stehen.

Regensburg, im Sommer 2002

Volker Busch   *Arne May*

Inhalt

Abkürzungen

A

A.	Arteria
Abb.	Abbildung
AEP	akustisch evozierte Potenziale
ASS	Acetylsalicylsäure
ätiol.:	ätiologisch
AVK	arterielle Verschlusskrankheit

B

BB	Blutbild
bes.	besonders
BR	Blinkreflex
BSG	Blutkörperchensenkungsgeschwindigkeit
bzw.	beziehungsweise

C

ca.	circa
CADASIL	cerebrale autosomal dominante Arteriopathie mit subcorticalen Infarkten und Leukencephalopathie
CCT	cranielle Computertomographie
CH	Cluster headache
Charakt.	Charakteristika
chron.	chronisch
CKS	Cluster-Kopfschmerz
CPH	chronisch paroxysmale Hemicranie
CR	Cornealreflex
CT	Computertomographie

D

d	Tag
DD	Differenzialdiagnose
dekomp.	dekompensiert

E

EBM	Evidenz-basierte Medizin
EEG	Encephalographie
EKG	Elektrokardiogramm
epid.	epidemiologische
epilept.	epileptisch
et	und
et. Al.	und andere
EVOPs	evozierte Potenziale
evtl.	eventuell

F

F	Frau(en)

G

g	Gramm
ggf.	gegebenenfalls
Ggs.	Gegensatz
GN	Glossopharyngeusneuralgie
GS	Gesichtsschmerz

H

h	Stunde
HC	Hemicrania continua
HNO	Hals-Nasen-Ohren
HWS	Halswirbelsäule
HWS-BV	Beschleunigungsverletzung der Halswirbelsäule
HWZ	Halbwertszeit

I

i. d. R.	in der Regel
i. m.	intramuskulär
i. v.	intravenös
ICD	International classification of diseases
IHS	Internationale Kopfschmerzgesellschaft (international headache society)
init.	initial
Inj.	Injektion
insg.	insgesamt

J

J.	Jahre

K

Kap.	Kapitel
kg	Kilogramm
KG	Körpergewicht
KHK	koronare Herzkrankheit
KS	Kopfschmerz(en)

L

Lj.	Lebensjahr
LP	Liquorpunktion
Lsg.	Lösung

M

m	männlich
M	Mann/Männer
M.	Musculus
MAO	Monoaminooxidase
max.	maximal
MEP	motorisch evozierte Potenziale

min	Minute(n)
mg	Milligramm
MI	Myokardinfarkt
Mio.	Million(en)
MKS	Migränekopfschmerz
ml	Milliliter
MR	Magnetresonanztomographie

N

N.	Nervus
NaCl	Natriumchlorid, Kochsalz
NAP	Nervenaustrittspunkt(e)
Ncl.	Nucleus
NMR	Kernspintomographie
NNH	Nasennebenhöhlen
NSAR	nicht-steroidale Analgetika
NW	Nebenwirkung(en)

O

o. Ä.	oder Ähnliches
o. g.	oben genannt
od.	oder

P

pAVK	periphere arterielle Verschlusskrankheit
Pat.	Patient
PKS	posttraumatischer Kopfschmerz
PZN	postzosterische Neuralgie
p. o.	per os

1

Einleitung

1.1 Differenzierung von Kopfschmerzen

1

Die Differenzialdiagnose eines akuten Kopfschmerzereignisses erscheint auf den ersten Blick überwältigend:

Hirndruck	Tumor	Glaukom
intrazerebrale Blutung	Subarachnoidalblutung	Basilarismigräne
epidurale Blutung	Hydrocephalus	akute Augenfehlstellung
Vertebralisdissekat	Carotisdissekat	metabolische Störungen
Trauma	Medikamenten-NW	Bruxismus
Meningitis	Encephalitis	Hypophysentumore
Normaldruckhydrocephalus	Pseudotumor cerebri	Zahnschmerzen
Migräne ohne Aura	Trigeminusneuralgie	Tolosa-Hunt-Syndrom
Spannungskopfschmerz	Cluster-Kopfschmerz	Autoimmunerkrankungen
Hemicrania continua	Arteriitis cranialis	AV-Malformation
Nasennebenhöhlenentzündung	analgetikainduzierter KS	Contusion
Sinusvenenthrombose	Migräne mit Aura	Acusticusneurinom
Glossopharyngeusneuralgie	Glomustumor	Aneurysma
CO_2-Vergiftung	subdurale Blutung	SUNCT
posttraumatischer Kopfschmerz	Kleinhirntumore	etc. etc. etc. etc.

Entscheidend ist der erste Schritt, die Differenzierung zwischen **primären** oder idiopathischen und **sekundären** Kopfschmerzen. Beim sekundären Kopfschmerz ist der Schmerz Symptom eines spezifischen Syndroms (Tumor, Trauma, Blutung), beim primären Kopfschmerz ist der Schmerz selbst das Syndrom. Erstere sind relativ leicht zu diagnostizieren. Schwierigkeiten bereiten die primären Kopfschmerzsyndrome, da definitionsgemäß die neurologische Untersuchung und alle apparativen Untersuchungen normal sind. Die Internationale Kopfschmerzgesellschaft (IHS) unterscheidet über 120 verschiedene Kopfschmerzsyndrome. Daraus folgt, dass man in der Diagnose ausschließlich auf eine differenzierte Anamnese des Patienten angewiesen ist, und das braucht Zeit. Entscheidend sind Angaben zu Lokalisation, Dauer, Frequenz der Kopfschmerzen und eventuellen Begleitsymptomen. Wichtig ist die Entwicklung der Anamnese. Eine Subarachnoidalblutung unterscheidet sich rein anamnestisch fundamental von einer jahrelang bestehenden Migräne.

In Bezug auf die obigen Differenzialdiagnosen mag als Faustregel gelten:

> Eine kurze Anamnese verlangt Handeln, eine lange Anamnese Zeit.

Im ersten Teil des Buches werden Diagnose, Differenzialdiagnose und spezifische Therapie von Kopf- und Gesichtsschmerzsyndromen beschrieben werden, unterteilt in primäre und sekundäre Formen. Mit erfasst sind Adressen von Selbsthilfegruppen, die aktuellen Therapieleitlinien der DMKG, weiterführende Literatur und Internetportale. Der zweite Teil umfasst eine Auflistung von spezifisch in der Kopfschmerzambulanz gebräuchlichen Medikamente, eine IHS/ICD10-Konvertierungstabelle sowie Musterexemplare eines praktikablen Kopfschmerzkalenders der DMKG, Verschreibungsmuster für Sauerstoff etc.

1.2 Diagnosestellung

Die Diagnose richtet sich im Wesentlichen nach den Diagnosekriterien der International Headache Society (IHS) von 1988 und der Deutschen Migräne- und Kopfschmerzgesellschaft (DMKG). Neben den üblichen anamnestischen Fragen (Alter, Vorerkrankungen, Vormedikation etc.) sind die folgenden 9 Kernpunkte abzufragen:

- **Erstmaliges Auftreten** der Symptomatik
- **Zeitliche Dynamik** (Dauerschmerz oder Attacken, Frequenz, Dauer, Tageszeit)
- **Lokalisation** (unilateral, holocraniell, occipital, Gesichts- oder Kopfschmerz?)
- **Schmerzcharakter** (dumpf, drückend, bohrend, stechend, pulsierend, fluktuierend, stetig)
- **Schmerzstärke** (VAS 1–10: 0 = kein Schmerz, 10 = schlimmster erlebbarer Schmerz)
- **Aura** (Art und Dauer von Fortifikationen, Skotome, Hemianopsie, Hemisymptomatik)
- **Vegetative Symptome** (Übelkeit, Erbrechen, Photo-/Phono-/Osmophobie)
- **Autonome Symptome** (Flush, Ptosis, Horner, Lakrimation, Schwitzen, blockierte Nase)
- **Familienanamnese**

1

Mit Hilfe dieser 9 Punkte und einer eingehenden neurologischen Untersuchung ist die Diagnose meist einwandfrei zu stellen. In den meisten Fällen ist keine weitere apparative Untersuchung erforderlich. Ausnahmen sind eine atypische Anamnese, eine klare Änderung der Kopfschmerzen bei bekannter Kopfschmerzanamnese und zusätzliche Auffälligkeiten in der neurologischen Untersuchung.

2

Primäre Kopfschmerz-syndrome

2.1 Einteilung

Primäre Kopfschmerzsyndrome sind
- Migräne
- Spannungskopfschmerzen
- Trigemino-autonome Kopfschmerzen
  - Cluster-Kopfschmerzen
  - Episodisch / chronisch paroxysmale Hemicranie
  - Hemicrania continua
  - SUNCT
- Hypnischer Kopfschmerz
- Idiopathisch stechender Kopfschmerz
- Gutartige Belastungskopfschmerzen
  - Anstrengungskopfschmerz
  - Hustenkopfschmerz
  - Carotidynie
  - Sexueller Kopfschmerz

2.2 Migräne

2.2.1 Einteilung

Die Migräne wird in folgende Syndrome eingeteilt:
- Migräne ohne Aura
- Migräne mit Aura

Unterformen sind
- Familiär hemiplegische Migräne (FHM)
- Vertebrobasiläre Migräne
- Ophthalmoplegische Migräne
- Retinale Migräne

Merke
- Bis auf die jeweils genannten Charakteristika unterscheiden sich die einzelnen Unterformen in klinischen Aspekten und therapeutischen Ansätzen nicht von der klassischen Migräne mit / ohne Aura
- Andere Ursachen für Kopfschmerzen müssen ausgeschlossen werden

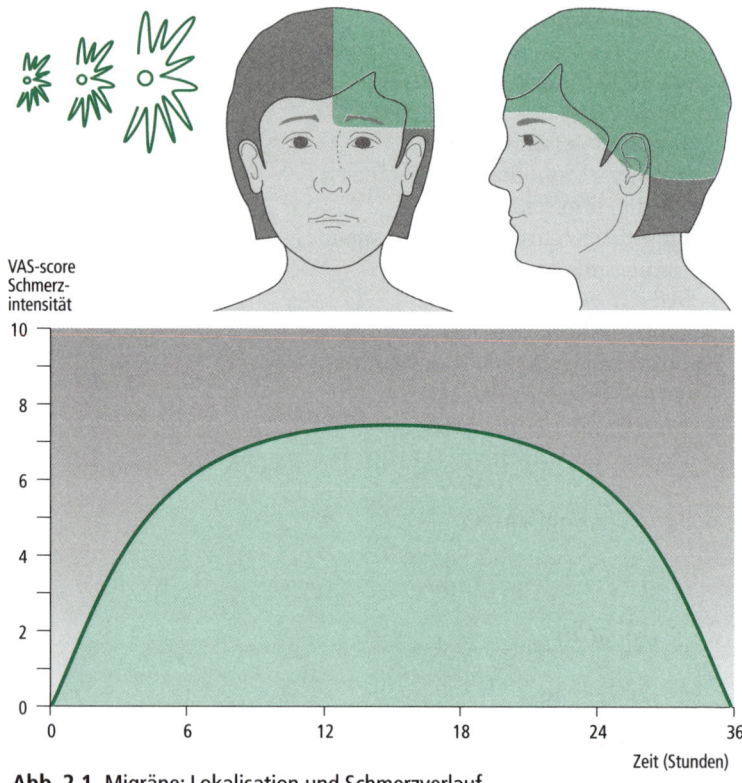

Abb. 2.1 Migräne: Lokalisation und Schmerzverlauf

2.2.2 Klinik (Abb. 2.1)

Migräne ohne Aura (ICD10: G43.0)

- **Prodromi:**
  - Gähnen, Befindlichkeitsstörungen, Heißhunger
  - Beginn der Symptome Stunden bis max. einen Tag vor der eigentlichen Attacke
- **Art des Schmerzes:** Attackenförmig
- **Frequenz:** 1- bis 8-mal pro Monat auftretend
- **Dauer:** 4–72 Stunden

- **Lokalisation:**
  - Bei ⅔ der Patienten einseitig, kann zwischen oder innerhalb der Attacken die Seiten wechseln
  - Häufig im Nacken beginnend, dann nach vorne ausstrahlend, daher oft mit HWS-Beschwerden verwechselt
- **Charakter:** Pulsierender, pochender Schmerz
- **Intensität (VAS):** Mittelschwer bis schwer
- **Vegetative Symptomatik:**
  - Appetitlosigkeit ($> 80\%$)
  - Nausea, Vomitus ($40–50\%$)
- **Triggerung:**
  - Individuell verschiedene Faktoren (s. u.)
  - Zusätzlich durch körperliche Anstrengung verstärkt
- **Andere Begleitsymptome:**
  - Phono- (50%), Photo- (60%), Osmophobie (10%)
  - Mnestische Störungen

Praxistipp

Dauert die Kopfschmerzattacke > 72 Stunden, ohne oder mit einem weniger als 4 Stunden anhaltendem, beschwerdefreiem Intervall, spricht man von einem „Status migraenosus". Dies ist eine Ausschlussdiagnose, eine Aura darf nicht so lange dauern. Eine per os durchgeführte Therapie ist nicht indiziert, und hat in den meisten Fällen schon frustran stattgefunden. Möglich ist die Gabe von 1 g Aspisol® i. v. in Kombination mit Metoclopramid und ggf. einem Benzodiazepin. Als ultima ratio 100 mg Cortison als Kurzinfusion.

Migräne mit Aura (ICD10: G43.1)

Definition „Aura"

Vollständig remittierende, neurologische Reiz- oder Ausfallssymptome, die üblicherweise vor dem Kopfschmerz auftreten und 20–40 Minuten andauern. Klassischerweise besteht eine räumliche Ausbreitung der Aurasymptome. Sie sind das Korrelat einer corticalen Depolarisationswelle, die sich als „march" von occipital nach frontal ausbreitet. Der Kopfschmerz setzt ein, wenn die Aura vorüber ist.

Charakteristika der Migräne mit Aura

Allgemeine Klinik wie bei der Migräne ohne Aura, zusätzlich mit folgenden corticalen Ausfällen:

In bis zu 99 % kommen folgende Ausfälle vor:
- Sehstörungen, v. a. Skotome, Fortifikationen und (Hemi-)Anopsien
  - Fortifikationen: Gezackte bogenförmige Linien, von zentral nach temporal wandernd und größer werdend, meist ein Skotom hinterlassend
  - Manchmal auch nur Skotome, ohne positive Phänomene

Nur sehr selten, dann meist in Kombination mit Sehstörungen, finden sich
- unilaterale Parästhesien, Dysästhesien, oft perioral / an den Händen
- Aphasische Symptome oder andere nicht klassifizierbare Sprachhemmungen
- Paresen, einseitige Schwäche
- Neuropsychologische Defizite

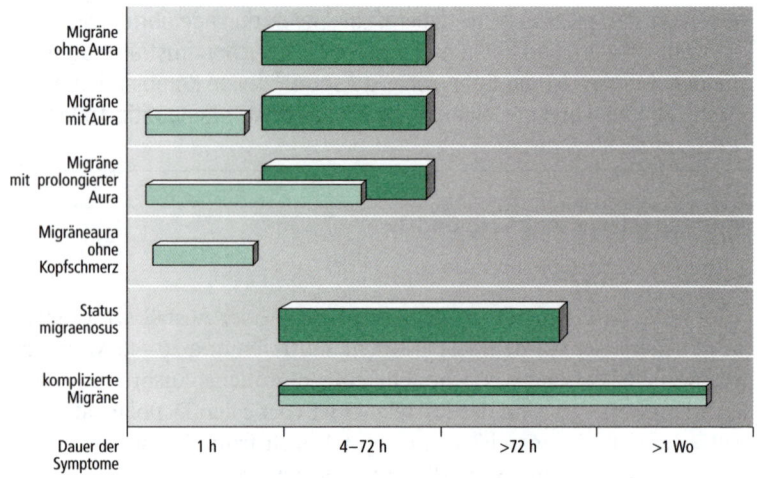

Abb. 2.2 Aura und Schmerzverlauf bei den unterschiedlichen Arten der Migräne
Hellblau: Aura; dunkelblau: Schmerz

Merke
- Eine Aura ist nicht auslös- und nicht behandelbar
- Aurasymptome können auch ohne Kopfschmerz auftreten: Dies wurde früher „migraine sans migraine" genannt
- Aurasymptome länger als 1 Stunde bis zu 7 Tagen: Migräne mit prolongierter Aura
- Aurasymptome länger als 7 Tage: Komplizierte Migräne; DD: Infarkt
- Es gibt kein neurologisches Symptom, das nicht eine Aura widerspiegeln könnte

Abbildung 2.2 zeigt mögliche zeitliche Zuordnungen von Aura und Kopfschmerz.

Seltene Sonderformen

Vertebrobasiläre Migräne (ICD10: G43.1x3)

Charakteristika
- Allgemeine Klinik wie bei der Migräne ohne Aura, zusätzlich mit folgenden Symptomen:
  - Vertigo
  - Dysarthrie
  - Doppelbilder
  - Ataxie
  - Bilaterale Paresen / Parästhesien
  - Tinnitus
  - Bewusstseinsstörungen
- Dauer der Symptome i. d. R. 2–3 Tage.

Frühere Bezeichnungen
- Bickerstaff-Migräne
- Synkopale Migräne
- Basilarismigräne

Familiär hemiplegische Migräne (ICD10: G43.1x5)

Bei der familiär hemiplegischen Migräne (FHM) handelt es sich um eine Sonderform der Migräne, für die eine genetische Ätiologie bewiesen wurde.

Charakteristika
- Migräne ohne oder mit Aura und
  - Hemiparesen unterschiedlichen Schweregrades
  - Seltener Fieber und Nackensteife, Bewusstseinstrübung
  - Selten cerebelläre Symptome (Ataxie, Nystagmus)
- Die klinischen Symptome laufen oft prolongiert ab
- Mindestens ein Verwandter 1. Grades hat übereinstimmende Symptome
- Mutation eines Gens für die α_{1a}-subunit eines neuronalen P/Q-Calciumkanals auf
  - Chromosom 19p13: 60 % der Familien, in 20 % mit cerebellären Symptomen
  - Chromosom 1: 20 % der Familien, FHM geringer Penetranz
  - Unbekannter Genlocus: 20 % der Familien, reine FHM
- Bei Angiopathien ist die Komplikationsrate erhöht

Ophthalmoplegische Migräne (ICD10: G43.80)

Charakteristika
- Parese mindestens eines der vom N. oculomotorius, N. abducens oder N. trochlearis innervierten Augenmuskels
- Neurologische Symptome treten meist nicht vor den KS auf, sondern folgen ihnen (mitunter erst nach einigen Tagen)

Epidemiologie
- Extrem seltene Verlaufsform, Existenz nicht unumstritten
- Tritt überwiegend bei Kindern bis zur Pubertät auf

Differenzialdiagnosen
- Tumoren/Metastasen
- Hypophysäre Erkrankungen
- Aneurysmata
- Venöse Thrombosen
- Pseudotumor cerebri/orbitae
- Zoster ophthalmicus
- Tolosa-Hunt-Syndrom
- Vaskulitiden
- Diabetische Neuropathien
- Glaukom

2

Retinale Migräne (ICD10: G43.81)

Charakteristika

- Migräne mit monokularem Skotom oder Amaurose (reversibel)
- Meist von der Peripherie zur Mitte mit Rückbildung in umgekehrter Reihenfolge
- Dauer höchstens 60 Minuten, jedoch nicht immer vollständige Restitution
- KS folgen den visuellen Symptomen, treten gleichzeitig auf oder gehen ihnen voraus

Differenzialdiagnosen

- Embolien (arterio-arteriell, kardiogen)
- Dissektion der A. carotis
- Thrombose retinaler Venen
- Glaukom
- Ablatio retinae
- Riesenzellarteriitis
- Opticusneuritis
- Hirndruckerhöhung
- Papillenödem
- Lokale Druckschädigung des N. opticus

Menstruelle Migräne (ICD10: G43.0 / ätiol.: N94.3)

Charakteristika

- Besitzt keine eigene Nosologie / ICD10-Nummer
- Entspricht klinisch im Wesentlichen der Migräne mit / ohne Aura
- Auffallend ist eine Assoziation gehäufter Kopfschmerzattacken zur Periode
  - Menstruationsgebunden: 90 % der Attacken zwischen 2 Tagen vor und dem letzten Tag der Menstruation
  - Menstruationsassoziiert: Mögliche Betonung der Schmerzattacken zur Menstruationszeit
- Hormonschwankungen sind Auslöser der Attacken. Während stabiler Hormonspiegel (Schwangerschaft oder Menopause) treten meist keine Migräneanfälle auf

Tab. 2.1 Ursachen für rezidivierende episodische Kopfschmerzattacken

Erkrankung	Charakteristische Symptome / Unterschiede zur Migräne
Spannungskopfschmerzen	Moderater Schmerz Dumpf-drückender Charakter Meist holocraniell Fehlende Aurasymptome oder vegetative Symptome Wird durch Anstrengung nicht verstärkt
Trigemino-autonomer Kopfschmerz	Höhere Frequenz Kürzere Attackendauer Höhere Schmerzintensität Autonome Begleitsymptome (Lakrimation, Kongestion; Injektion, Chemosis) Bewegungsdrang, Unruhe
Subarachnoidalblutung	Fehlende Prodromi Akutes Einsetzen heftigster Kopfschmerzen („Thunder-Clap Headache") Nackensteife / Meningismus Bewusstseinstrübung Nachweis im CCT / MR-Angio und LP
Hypertensiver Kopfschmerz	Parallel zum KS auftretende Blutdruckerhöhung, v. a. morgendlich Verstärkung unter Anstrengung und Erhöhung des intracraniellen Drucks (Niesen, Pressen etc.) Selten Papillenödem während Attacke
Glaukom	Häufiger nachts betonte Schmerzattacken Periorbital lokalisierter Schmerz Lakrimation Praller Bulbus
Refraktionsanomalien	Frontal betonte Kopfschmerzen Schmerzen abends betont Sehr oft bei Kindern
Pseudotumor cerebri	Junge Frauen mit Adipositas, Menstruationsstörungen, Papillenödem Visusminderung Anfangs Attacken, später kontinuierlicher Schmerz mit progressivem Verlauf

Liquorunterdruck-kopfschmerz	Orthostatische Komponente: KS tritt im Stehen auf, verschwindet im Liegen Häufig WS-Trauma oder LP in der Anamnese
Hustenkopfschmerz, sexueller Kopfschmerz, Anstrengungskopfschmerz	Auftreten episodischer Attacken ausschließlich unter Anstrengung, Sport, Geschlechtsverkehr oder Husten Nur sehr kurze Dauer Keine vegetativen Symptome

2.2.3 Diagnostik

Es gibt keine spezifische Migränediagnostik. In der Ausschlussdiagnostik fällt jedoch Folgendes auf:

- Unspezifische Allgemeinveränderungen (paroxysmale, generalisierte Dysrhythmien) im EEG (im Anfall / im Intervall)
- Häufig unspezifische Flussbeschleunigungen in der Dopplersonographie der hirnversorgenden Gefäße(im Anfall oder im Intervall)
- Nicht selten unspezifische „white matter lesions" im cerebralen Kernspintomogramm

 Cave: Keiner der o. g. Befunde hat therapeutische Konsequenzen!

2.2.4 Differenzialdiagnosen

Vaskuläre / nicht vaskuläre Ursachen für episodisch-rezidivierende Kopfschmerzattacken sind in Tabelle 2.1 dargestellt.

Häufige Differenzialdiagnosen zur Migräne mit Aura zeigt Tabelle 2.2, den Unterschied zwischen einer TIA und einer Aura Tabelle 2.3.

Merke
99 % aller Patienten mit Migräne mit Aura erleben Fortifikationen. Nur 1 % erlebt sensible oder motorische Ausfälle, meist periorale und unilaterale sensible Ausfälle eines Armes. Die Aura tritt fast immer vor den Kopfschmerzen auf und ist von sehr begrenzter Dauer. Mehrere Auren pro Tag kommen im Rahmen einer unkomplizierten Migräne nicht vor. Somit ist jegliche untypische Aura (bez. Dauer, Art der Ausfälle, Seitenwechsel, etc.) immer verdächtig auf eine symptomatische Ursache.

Tab. 2.2 Häufige Differenzialdiagnosen zur Migräne mit Aura

Erkrankung	Charakteristische Symptome / Unterschiede zur Migräne
TIA, Schlaganfall	Leere Migräneanamnese Keine Aurasymptome Vaskuläre oder kardiale Risikofaktoren Höheres Lebensalter Neurologische Defizite treten schneller auf Kaum positive Phänomene
CADASIL	Rez. lakunäre Infarkte Beginn erst im mittleren Alter ($>$ 45 Jahre) Familiäre Belastung Kein Hypertonus Immer auffälliges cerebrales MRT: Leukencephalopathie Beginnende Demenz Pseudobulbärparalyse Insgesamt immer progressiver Verlauf

Tab. 2.3 Unterschied zwischen TIA und Aura

TIA	Aura
Einmalig, unregelmäßig auftretend	Regelmäßig auftretend
Kopfschmerz fehlt oder tritt gleichzeitig mit den anderen Symptomen auf	Kopfschmerz nach der Aura
Mehr ältere Menschen betroffen, Vorliegen kardiovaskulärer Risikofaktoren	Jüngere Menschen betroffen, Migräne in der Anamnese
Apoplektiform einsetzend	Zeitlicher und räumlicher „march" der Symptome
Mehr Negativ-Phänomene (Ausfallserscheinungen)	Mehr Positiv-Phänomene

2.2.5 Epidemiologie

Prävalenz

In allen untersuchten Völkern der Erde in etwa gleich häufiges Auftreten. Ca. 12–14 % der Bevölkerung leiden an einer Migräne, hiervon:
- Ca. 85 % an Migräne ohne Aura
- Ca. 15 % an Migräne mit Aura

Geschlechtliche Verteilung

- Frauen: 12–14 %, davon 8–10 % menstruelle Migräne
- Männer: 6–9 %

Vererbungsfaktoren

- Es ist eine klare genetische Disposition anzunehmen. Bez. der FHM ist sie bewiesen (Chromosomen 1 und 19)
  - Verwandte ersten Grades von Patienten mit Migräne ohne Aura haben ein um den Faktor 1,9 erhöhtes Risiko, ebenfalls an FHM zu erkranken
  - Verwandte ersten Grades von Patienten mit Migräne mit Aura haben ein um den Faktor 4 erhöhtes Risiko, ebenfalls an FHM zu erkranken
- Konkordanz unter Zwillingen
  - Unter eineiigen Zwillingen ca. 50 %
  - Unter zweieiigen Zwillingen ca. 14 %

Altersverteilung

- Erstmanifestation bei Kindern: 2–4 %, bei 50 % Remission in der Pubertät
- Erstmanifestation meist zwischen dem 10. und 30. Lebensjahr: Bei Frauen nach der Pubertät, bei Männern zwischen dem 20. und 30. Lebensjahr.
- Männer und Frauen: Höhepunkt zwischen dem 35. und 45. Lebensjahr (Frauen sind 3-mal häufiger betroffen)
- Nach dem 50. Lebensjahr sehr selten Erstmanifestation, außer bei postmenopausalem KS unter Hormonbehandlung

Prävalenz (%) in den verschiedenen Altersklassen

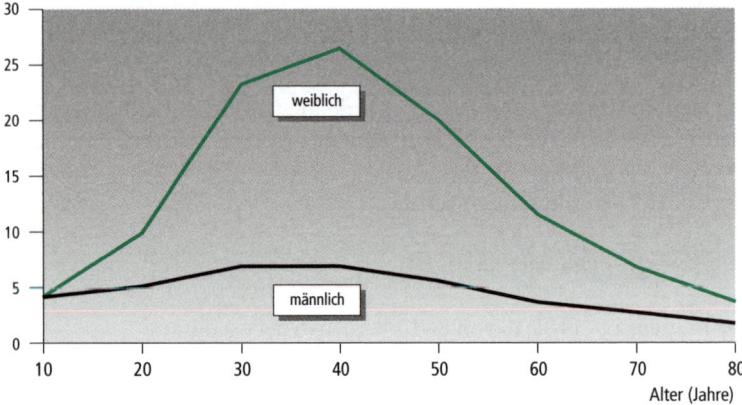

Abb. 2.3 Migräne: Altersverteilung

2.2.6 Assoziierte Erkrankungen

Unter Migränikern finden sich folgende Erkrankungen gehäuft:
- **MELAS:** Mehr als 70 % der erkrankten Personen leiden unter Migräne
- **CADASIL:** Klinisch ähnlich der FHM, Genmutation auf Chromosom 19q12
- **Depression:** Zwischen 15 und 60 % der Migräniker leiden unter Depressionen, das Risiko ist 2,1- bis 3,6fach erhöht
- **Angst:** Das Risiko, eine reine Angststörung zu entwickeln, ist bei Migränikern ca. 2,5fach gegenüber der Normalbevölkerung erhöht
- **Allergien, Asthma:** Das relative Risiko beträgt für Migränepatienten ca. 2,4 (Durchschnitt mehrerer Studien), v. a. Kinder sind betroffen
- **Hypotonie:** Tritt bei ca. 18,6 % der Migränepatienten, jedoch nur bei 10,7 % der Normalbevölkerung auf
- **Colitis ulcerosa:** Das relative Risiko für Migräne liegt zwischen 1,9 und 2,5
- **Schlaganfall:** Das Risiko, einen Schlaganfall zu erleiden, ist bei Migränepatienten etwa doppelt so groß wie in der Normalbevölkerung
- **Epilepsie:** Widersprüchliche Studienergebnisse zur Komorbidität

> **Merke**
> - Studienergebnisse zur Komorbidität schwanken aufgrund fehlender standardisierter diagnostischer Kriterien einer Migräne in der Vergangenheit und unterschiedlichen methodischen/statistischen Vorgehensweisen bei der Bestimmung der relativen Risiken
> - Stärkste Assoziation zur Migräne haben Depression, Angst und Hypotonie.

2.2.7 Triggerfaktoren

- Die Patienten kennen diese meist. Sie sind erfahrungsgemäß sehr individuell
- Triggerfaktoren verursachen die Migräne oder die Attacke nicht, sondern können lediglich bei „innerer Bereitschaft" oder genetischer Prädisposition die Ausbildung der Kopfschmerzattacken begünstigen
- Ihre Bedeutung liegt in ihrer Kenntnis, um sie ggf. vermeiden zu können
- Die folgende Zusammenstellung ist lediglich eine Auswahl häufig geäußerter auslösender Faktoren (ohne wissenschaftliche Sicherung):
  - **Hormonell:** Periode, Eisprung, Pille, Hormonschwankungen aller Art
  - **Substanzen:** Rotwein, Käse, Schokolade, Südfrüchte, Schwankungen des Coffein-Spiegels, Medikamente (Nitrate, Calciumantagonisten)
  - **Umwelt:** Flackerlicht, Lärm, Höhe, Kälte, Rauch, Wetterumschwünge, Föhn
  - **Verhalten:** Hunger, Erwartungsangst, positiver und negativer Stress, Stressentlastung, Wochenende
  - **Zyklusbedingt:** Gestörter Schlaf-, Wachrhythmus, Zeitverschiebung, Jahreszeiten

2.2.8 Therapie

Nach wie vor nimmt ein Großteil der Migränepatienten die Beschwerden als Schicksal hin, so dass die Therapie häufig im Rahmen der Selbstmedikation (68 %) und ohne ärztliche Konsultation (64 %) erfolgt. Gut 20–30 % dieser Patienten leiden jedoch an regelmäßig mehrfach pro Monat auftretenden Attacken und müssen als therapiebedürftig gelten.

Die Therapie der Migräne unterteilt sich in die akute und die vorbeugende Therapie. Beide Situationen können medikamentös und nicht-medikamentös behandelt werden. Die folgenden Richtlinien folgen streng den aktuellen Empfehlungen der deutschen Migräne- und Kopfschmerzgesellschaft und sind geordnet nach den Kriterien der Evidence-basierten Medizin (EBM; die Kriterien finden sich in Kap. 8.1).

Therapie der akuten Migräneattacke

Allgemeinmaßnahmen

- Reizabschirmung
- Schlaf / Ruhe
- Eisbeutel, Kühlfolien o. Ä.

Nicht-medikamentöse Therapie

Wissenschaftlich bewiesen sind multimodale Ansätze (↑ = Wirkung bewiesen; ↔ = Trend)
- Biofeedback ↑
- Progressive Muskelrelaxation nach Jacobson ↑
- Stresstraining / Stressbewältigungstraining ↑
- Ausdauersport ↑
- Verhaltenstherapie ↑
- Homöopathie ↔: Bisher brachte keine Studie einen gesicherten Effekt, der über die Placebowirkung hinausging
- Akupunktur ↔
  - Vielzahl offener und nicht kontrollierter Studien; die Mehrzahl entspricht nicht den Anforderungen moderner klinischer Studien
  - Bei ca. 30 % der Migränepatienten wirksam
  - Kontrollierte Studien konnten einen darüber hinaus gehenden Effekt nicht nachweisen

Medikamentöse Therapie

Bei leichteren Attacken
- Metoclopramid oder Domperidon

plus eine der folgenden Substanzen (am besten als Brause- oder Kautablette)

- ASS (am besten in lysinierter Form)
- Paracetamol
- Ibuprofen
- Naproxen

2

Tab. 2.4 Mittel gegen vegetative Begleitsymptome

Name	EBM-Kriterien	Wirkung / Bemerkung	Dosierung
Metoclopramid (z. B. Paspertin®)	↑↑	Substanzen haben über dopaminerge Wirkung auch direkten Einfluss auf den KS. Durch motilitätssteigernde Substanzen wird die Resorption gesteigert von	10–20 mg p.o. 20 mg rektal 10 mg i.v./i.m.
Domperidon (z. B. Motilium®)	↑↑	• ASS • Paracetamol • Ergotamin	20–30 mg p.o.

Tab. 2.5 Mittel der ersten Wahl gegen Migränekopfschmerzen

Name	EBM-Kriterien	Wirkung / Bemerkungen	Dosierung
ASS (Aspirin®, Aspisol®)	↑↑	Mittel erster Wahl, wird bereits seit über 100 Jahren eingesetzt Wirkung liegt ca. 45–60 % über der Placebowirkung Wirkt auch gegen vegetative Beschwerden und Photo-/Phonophobie Mit Metoclopramid den Triptanen fast ebenbürtig Lysinierte Form in Kombination mit Antiemetikum bevorzugen	500–1000 mg als Brause/Kautablette 500–1000 mg i.v. (bei KI gegen Triptane)
Paracetamol (Benuron®)	↑↑	Bei mittelschweren Attacken oder der kindlichen Migräne Ältere Studien zeigen eine der ASS vergleichbare Wirkung	500–1000 mg p.o. oder rektal
Ibuprofen (Aktren®, Dolormin®)	↑↑	Guter Erfolg besonders bei leichter Migräne	300–600 mg als Granulat

Tab. 2.6 Triptane

Name	EBM-Krite-rien	Wirkung / Bemerkung	Dosierung
Sumatriptan (Imigran®)	↑↑	Sumatriptan ist die erste spezifische, zur Migränebehandlung entwickelte Substanz (5-HT-Agonist); Einführung Januar 1993 Nach subcutaner Gabe von 6 mg sind der KS und die vegetativen Beschwerden in 70–80% innerhalb 1 Stunde signifikant gebessert, in 80–90% nach 2 Stunden Nach oraler Gabe in > 70% der Fälle nach 2 h gebessert, in 30% komplett restituiert Konsistenz ca. 70% (2 von 3 Attacken erfolgreich behandelbar) Innerhalb von 24 Stunden tritt der KS in 40–45% wieder auf, v. a. bei langen Attacken (> 24 Stunden); Sumatriptan hat die kürzeste HWZ aller Triptane und die geringste Bioverfügbarkeit (ca. 14%) Steht als einziges Triptan auch s. c. zur Verfügung	25–100 mg/d p. o. initial 50 mg/d, dann bis 100 mg/d, „ceiling effect", nicht mehr als 600–800 mg/ Mon. oder an mehr als 10 d/Mon. 6 mg Autoinjektor bei rascher Wirkungsnotwendigkeit, ausgeprägtem Erbrechen, Durchfall, nicht mehr als 36 mg/Mon. 25 mg/d rektal 20 mg/d als Nasenspray
Zolmitriptan (Asco-Top®)	↑↑	Überwindet die Blut-Hirn-Schranke besser als Sumatriptan Wirkt bei einem Teil der Pat., der auf Sumatriptan nicht anspricht Beeinflusst auch das allg. Krankheitsgefühl, außerdem vegetative und sensorische Symptome	2,5 mg/d p. o. 2,5 mg/d sublingual. (Schmelztablette)

2

Naratriptan (Naramig®)	↑↑	Beste Resorption aller Triptane und längere HWZ Längeres Intervall bis zum Wiederauftreten der KS Wirkpotenz schwächer Wirkungseintritt später Weniger NW, daher besonders bei Pat. mit leichten Attacken oder starken NW auf die anderen Triptane indiziert	2,5 mg / d p. o.
Rizatriptan (Maxalt®)	↑↑	Ist bei Gabe von 10 mg etwas wirksamer als 100 mg Suma-triptan Bei begleitender Gabe von Propranolol als Prophylaktikum dürfen nur max. 5 mg in der - Einzeldosis gegeben werden	10 mg / d p. o. oder sublingual (Schmelztablette) Nur 5 mg / d in Verbindung mit Propranolol
Almotriptan (Almogran®)	↑↑	Bioverfügbarkeit 70 % 12,5 mg etwa genauso wirksam wie 100 mg Sumatriptan, aber weniger NW Recurrence headache bei 18 – 27 % der Fälle Bessert neben dem KS auch die vegetativen Symptome und die Licht- und Lärmempfindlichkeit Geringe NW-Rate	20 mg / d, 40 mg / d oder bis 80 mg / d p. o.
Eletriptan (Relpax®)	↑↑	Hat die beste Wirkung und die meisten NW bei Gabe von 80 mg Recurrence headache gering / selten	40 oder 80 mg / d p. o.
Frovatriptan (Allegro®)	↑↑	Sehr lange HWZ	2,5 mg / d p. o.

Bei schweren Attacken oder Unwirksamkeit von NSAR

- Triptane (oral, sublingual, s. c., oder rektal)
- Mutterkornalkaloide (DHE i. m. / i. v. oder Ergotamintartrat oral, besser rektal)

Merke

Triptane sind Mittel erster Wahl in der Behandlung der mittleren und schweren Migräneattacken. Unter Beachtung der Kontraindikationen (Herzinfarkte, Schlaganfälle, nicht behandelbare Hypertonie etc.) sind sie – verglichen mit NSAR und Ergotaminen – sehr gut verträglich mit geringem Nebenwirkungsprofil.

Zum Einsatz kommen die in Tabelle 2.6 genannten Substanzen.

Für die Behandlung mit Triptanen gilt folgende Faustregel:

- Nicht mehr als 2 Dosen pro 24 Stunden
- Nicht mehr als 3 Dosen pro Attacke
- Nicht öfter als an 10 Tagen pro Monat

Cave

Triptane haben keine Auswirkung auf die Auraphase und verhindern die nachfolgenden KS auch nicht, wenn sie während der Aura gegeben werden. Sie wirken aber vasokonstriktorisch. Da die Auraphase (nicht die Kopfschmerzphase) mit einer bis zu 40 %igen Erniedrigung des Blutflusses der korrespondierenden corticalen Areale einhergeht, verbieten sich Substanzen mit einer auch nur geringen vasokonstriktorischen (Neben-)Wirkung.

Praxistipp

Bei Unwirksamkeit der Triptane können folgende Maßnahmen ergriffen werden:

- Erneute Gabe gleicher oder höherer Dosis
- Ausweichpräparat (anderes Triptan!)
- Kombination mit Antiemetika
- Statt oraler Applikation, Gabe als Supp oder s. c.

Als Alternative zu Triptanen kommen die in Tabelle 2.7 aufgeführten Mutterkornalkaloide zum Einsatz

2

Tab. 2.7 Mutterkornalkaloide

Name	EBM-Krite-rien	Wirkung/Bemerkung	Dosierung
Ergotamin-tartrat (z. B. Migrexa®, ergo sanol®)	↑↑	Nur bei 3 von 7 Studien signifi-kante Wirksamkeit nachgewiesen Meist nur zu Beginn der akuten KS-Attacke wirksam Bei langen Attacken indiziert Bei häufiger Wiederkehr der KS indiziert Rektale Gabe der oralen vor-ziehen (bessere Resorption)	2–4 mg/d p.o. nicht > 4 mg pro Attacke, nicht > 16 mg pro Monat 2 mg/d rektal
Dihydro-Ergotamin (z. B. Dihydergot®)	↔	Keine Ergebnisse aus placebo-kontrollierten Studien zur oralen Applikationsform verfügbar Zeigt intranasal (2 mg) bei 35–55 % der Patienten eine Besserung 1 mg subcutan etwas weniger wirksam als 6 mg Sumatriptan Signifikant selteneres Wieder-auftreten von KS als nach Behandlung mit Sumatriptan Orale Resorption noch schlechter als die von Ergotamintartrat Wegen unvorhersehbarer Resorption sollte auf die orale Gabe verzichtet werden	1–2 mg/d i.m. oder i.v.

Sonderfall: Im Notdienst/Notfall, bei schwersten Attacken:
10–20 mg Metoclopramid (gtt) plus eine der folgenden Substanzen
- Aspisol® 500–1000 mg i.v. als Kurzinfusion
- DHE 1–2 mg s.c./i.m.
- Sumatriptan 6 mg s.c.
- Metamizol 500 mg langsam i.v.

Cave
Im Notdienst bei erstmaliger oder untypischer Migräneattacke ist vor der Gabe von Aspisol® 1 g als Kurzinfusion eine mögliche intracranielle Blutung als Kopfschmerzursache auszuschließen (ggf. CCT).

Migräneprophylaxe

Merke Ziel ist die 50 %ige Reduktion der Attacken.

Indikation

- Mehr als 3 Attacken pro Monat
- Regelmäßige Attacken länger als 48 Stunden
- Unerträgliche Attacken mit starker Beeinträchtigung im sozialen / beruflichen Alltag
- Komplizierte Attacken mit Dauer über 7 Tage und neurologischen Ausfällen
- Unverträglichkeit / Unwirksamkeit der Akuttherapie

Allgemeinmaßnahmen

- Vom Patienten Kopfschmerztagebuch führen lassen (s. Kap. 8.3)
- Prophylaktika generell langsam einschleichend dosieren
- Wirkung kann durchschnittlich nach 6–8 Wochen erwartet werden
- NW treten gerade in dieser Patientengruppe häufig auf, lassen jedoch nach einiger Zeit wieder nach
- Nach 6–9 Monaten erfolgreicher Therapie Therapiepause / -ende
- Monotherapie anstreben; Kombinationen erst bei Unwirksamkeit der Monotherapie (z. B. β-Blocker und Flunarizin / Cyclandelat)

Medikamentöse Therapie

Mittel erster Wahl (Tab. 2.8)

- Metoprolol / Propranolol (sinnvoll bei zusätzlich bestehender Nervosität, Stress, Angst, Hypertonie)
- Flunarizin (sinnvoll bei zusätzlich bestehender Schlafstörung, Anorexie, Epilepsie)

Tab. 2.8 Migräneprophylaxe: Mittel der ersten Wahl

Name	EBM-Kriterien	Wirkung/Bemerkung	Dosierung
Metoprolol (Beloc Zok®), Propranolol (Dociton®)	↑↑	Wirkungsmechanismus derzeit noch unbekannt In 44% signifikante Reduktion der Anfälle Acebutolol, Alprenolol, Oxyprenolol, Pindolol sind unwirksam	Metoprolol: 50–150 mg/d Propranolol: 40–180 mg/d Sukzessive ein- und abdosieren (beginnen mit 50 mg/d und alle 7 Tage um 50 mg/d steigern, evtl. als Einzeldosis abds.)
Flunarizin (Sibelium®)	↑↑	Andere Calciumantagonisten sind nicht/nur gering wirksam NW-Profil zeigt auch dopamin-, serotonin-, histamin-, und noradrenalinantagonistische Eigenschaften	Zunächst 5 mg 0–0–1 Nach 2 Wo erhöhen auf 10 mg 0–0–1, Dauer von mind. 4 Wo, Danach • Bei Reduktion der KS: 5 mg/d für mehrere Monate • Bei Persistenz der KS: Kombination mit β-Blocker

Praxistipp
- Bei Unwirksamkeit oder starken NW der β-Blocker Kombination aus Flunarizin (5–10 mg/d) und Metoprolol in geringerer Dosis (2 3 25 mg/d)
- Bei Migräne mit Aura Flunarizin den β-Blockern vorziehen
- Wirksam bei sehr häufigen Auren ist eine Kombination aus ASS und Magnesium

Für die Durchführung der Migräneprophylaxe gilt folgende Faustregel: Vorbeugende Medikamente gegen Migräne jeglicher Coleur haben ein ähnliches Nebenwirkungsspektrum: Müdigkeit, Verstärkung einer Depression, Gewichtszunahme, RR- und Pulssenkung. Es hat sich bewährt, eine Einzeldosierung abends zu empfehlen. Der genaue Zeitpunkt muss vom Patienten selbst bestimmt werden, um eine zu starke Tagesmüdigkeit zu vermeiden.

Tab. 2.9 Migräneprophylaxe: Mittel der zweiten Wahl

Name	EBM-Kriterien	Wirkung / Bemerkung	Dosierung
Valproin-säure (Ergenyl chrono®)	↑↑	Wirkung über GABA-Rezeptoren Reduziert v. a. die Attackenfrequenz, weniger die Dauer und die Schwere	20 mg/kg KG/d, ~ 1000–1500 g/d Dosis einschleichen Tagesdosis auf 2 Dosen verteilen
Naproxen (Proxen®)	↑	Vor allem als Kurzzeit-prophylaxe bei menstrueller Migräne	2 × 250 mg (1–0–1) Bei menstrueller Migräne 3 Tage vor bis 4 Tage nach der Periode
Lisurid (Cuvalit®)	↔	Dopamin-Agonist	0,075 mg/d, verteilt auf 3 × 0,025 mg

Tab. 2.10 Migräneprophylaxe: Mittel dritter Wahl

Name	EBM-Kriterien	Wirkung / Bemerkung	Dosierung
Pizotifen (Sandomi-gran®)	↔	Wirkung beruht auf serotonin-antagonistischer Eigenschaft Wegen der NW oft nicht gut toleriert	1–3 mg/d
Methysergid (z. B. Deseril ret®)	↔	Wird im Körper zu Ergotamin-derivat abgebaut. Die Wirkung beruht auf sero-tonin-antagonistischen Eigen-schaften	2–6 mg/d bis max. 12 mg/d (3 × 4 mg)
Cyclandelat (Natil®)	↔	Widersprüchliche Studien-ergebnisse zur Wirksamkeit	1200–1600 mg/d
Dihydro-ergotamin (z. B. DHE®)	↔	Langfristige prophylaktische Wirksamkeit nicht gesichert Kann eine bestehende Migräne sogar verschlechtern	1,5–6 mg/d

Mittel zweiter und dritter Wahl, Mittel bei Unwirksamkeit der anderen Substanzen (Tab. 2.9 und 2.10)

- 2. Wahl:
  - Valproinsäure
  - Lisurid, Pizotifen, DHE
- 3. Wahl
  - Methysergid (sinnvoll bei Pat. mit zusätzlich bestehenden Cluster-Episoden)
  - Amitriptylin (sinnvoll bei Pat. mit zusätzlich bestehendem Spannungs-KS)
  - Magnesium (sinnvoll bei Pat. mit zusätzlich bestehender Obstipation)
  - ASS (sinnvoll bei Pat. mit zusätzlich bestehenden vaskulären Vorerkrankungen)

Praxistipp

Als ultima ratio kann DHE i. v. über 3 Tage eingesetzt werden (Cave: Kontraindikationen!). Ein Protokoll zum Einsatz von DHE in der Migräne und Cluster-Kopfschmerz findet sich in Kap. 8.5.

Tab. 2.11 Migräneprophylaxe: Eventuell wirksame Substanzen

Name	EBM-Kriterien	Wirkung/Bemerkung	Dosierung
Magnesium	↔	Wirksamkeit in der Prophylaxe nicht ausreichend belegt	20–24 mmol/d
Mutterkraut (Feverview)	↔	Widersprüchliche Studienergebnisse Die genauen Bestandteile sind nicht bekannt	50–100 mg/d
Pestwurz Petadolex	↑	Etwa 50 % Wirksamkeit, allerdings nur 1 valide Studie	150 mg/d
Vit. B_2 (Riboflavin)	↔	Steigert den mitochondrialen Stoffwechsel, wird daher bei Pat. mit Mitochondropathien eingesetzt Unterschiedliche, tendenziell positive Studienergebnisse	Noch keine Dosisfindungsstudien verfügbar, annähernd 400 mg/d Effekt kann erst nach ca. 1 Mon. erwartet werden

Eventuell wirksame Substanzen (Tab. 2.11)
Die Wirkung folgender Substanzen ist klinisch nicht gesichert:
- Magnesium
- Mutterkraut
- Vitamin B_2

 Cave: Jegliche prophylaktische Therapie ist wirkungslos, solange ein regelmäßiger Analgetikakonsum besteht (s. Kap. 3.3)

Sonderfall: Menstruelle Migräne
Zur Prophylaxe der menstruellen Migräne ist folgende Vorgehensweise sinnvoll:
- Kurzzeitprophylaxe
  - Naproxen als Kurzzeitprophylaxe, 2 Tage vor bis 2 Tage nach Ende der Blutung
  - Östrogen-Pflaster, 2 Tage vor der Blutung für insgesamt 7 Tage
- Östrogenpräparat („Pille") in Absprache mit dem Gynäkologen umsetzen
- Ultima ratio:
  - Pille ohne monatliche Pause kontinuierlich einnehmen
  - pharmakologische Unterbindung der Menstruation durch Dreimonatsspritze

---

Exkurs: Häufige Fehler in der Migränetherapie

Akuttherapie

- Fehlende Gabe von Antiemetika, Analgetika werden dadurch schwächer resorbiert
- Gabe von Tabletten bei Erbrechen (besser Suppositorien oder subcutane Darreichungsformen)
- Gabe von Mischpräparaten, dadurch starke Induktion arzneimittelinduzierter Kopfschmerzen
- Gabe von Opioiden, die in der Migräne nicht wirksam sind

Prophylaxe

- Zu rascher Dosisanstieg der Medikation (häufigster Fehler in der Praxis)
- Zu kurze Behandlungszeit der Prophylaxe (Wirkung beginnt erst nach 8 Wochen) (zweithäufigster Fehler in der Praxis)
- Zu geringe Dosierung der Medikamente

2.2.9 Wichtige Adressen

Selbsthilfegruppe

Bundesverband dt. Schmerzhilfe
Sietwende 20
21720 Grünendeich
Tel.: 04142-81 04 34
Fax: 04142-81 04 35

Internetadressen

- Internetportal der Deutschen Migräne- und Kopfschmerzgesellschaft (DMKG): http://www.dmkg.de (Kopfschmerzexperten und Adressenlisten, Kliniklisten, News und Links)
- Deutsche Gesellschaft zum Studium des Schmerzes (DGSS): http://www.medizin.uni-koeln.de/projekte/dgss (Fachgesellschaft für Schmerz allgemein)
- Internetportal des britischen Migraine Trust: http://www.migrainetrust.org/
- Adressenliste Biofeedback: http://www.biofeedbackforum.de
- Anleitung für progressive Muskelentspannung nach Jacobson http://www.neuro24.de/entspan.htm
- Aktuellste Literatur: http://www.kopfschmerz-news.de/
- Elektronisches Muster für einen Kopfschmerzkalender: www.dmkg.de (unter der Rubrik Patienten)

Literatur

- **Therapieleitlinien der DMKG:**
  Diener, H., Brune, K., Gerber, W., Pfaffenrath, V., Straube, A.: Therapie der Migräneattacke und Migräneprophylaxe. Nervenheilkunde 19, 335–345 (2000)
- **Empfehlungen zur Selbstmedikation:**
  Göbel, H., Soyka, D., Ziegler, A., Diener, H.: Selbstmedikation bei Migräne und Kopfschmerz vom Spannungstyp. Deutsche Apotheker Zeitung 9, 17–32 (1995).
  Wird gerade überarbeitet, neuer Text unter www.dkmg.de.

2.3   Spannungskopfschmerzen

Umfragen in den Kopfschmerzspezialambulanzen haben ergeben, dass die größte Problemgruppe nicht etwa Migränepatienten sind, sondern Patienten mit chronischen Spannungskopfschmerzen und medikamenteninduziertem Dauerkopfschmerz. Der episodische Spannungskopfschmerz zählt mit einer Prävalenz von 40–60 % in Europa und den USA zu den häufigsten Kopfschmerzen überhaupt; jeder der den „Katerkopfschmerz" kennt, kennt den Kopfschmerz vom Spannungstyp. Erst wenn er regelmäßig und ohne äußere Trigger auftritt, ist er als Erkrankung zu werten. Der chronische Spannungskopfschmerz ist mit 3 % in der Bevölkerung wiederum selten.

Das Wort Spannungskopfschmerz ist historisch und auf die Annahme zurückzuführen, diese Kopfschmerzvariante ginge auf die Verspannung von Nacken- und Kopfmuskulatur zurück. Tatsächlich haben nur 50 % der Patienten auch messbare Verspannungen. Dass eine periphere Schmerzkomponente Teil des Spannungskopfschmerzes ist, kann allerdings nicht geleugnet werden, da Patienten linear mit dem Ansteigen der Intensität der Kopfschmerzen einen Anstieg der Druckschmerzhaftigkeit der Kau- und Nackenmuskulatur angeben. Möglicherweise ist dies – wie der Nackenschmerz bei der Migräne – als referred pain anzusehen. In den letzten Jahren wird die Hypothese des zentralen Schmerzmechanismus mit einer erniedrigten Schmerzschwelle und Hypersensitivität von trigeminalen C-Fasern favorisiert.

Der Disput um einen peripheren oder zentralen Mechanismus wurde erst kürzlich wieder entfacht, da es Hinweise für die Wirksamkeit von Botulinumtoxin-Injektionen in die Kau- und Nackenmuskulatur bei Spannungskopfschmerzen gibt. Die Ergebnisse der derzeit laufenden multizentrischen Studien mit Botulinumtoxin-Injektionen werden weiteren Aufschluss über die Genese des Spannungskopfschmerzes geben.

2.3.1   Einteilung

Der Spannungskopfschmerz (SKS) wird wie folgt eingeteilt:
- **Episodischer Spannungskopfschmerz:**
  Attackenhäufigkeit < 180 Tage im Jahr bzw. < 15 Tage im Monat
- **Chronischer Spannungskopfschmerz**
  Attackenhäufigkeit > 180 Tage im Jahr bzw. > 15 Tage im Monat

Frühere Bezeichnungen lauten:
- Essenzieller Kopfschmerz
- Myogener Kopfschmerz
- Muskelkontraktionskopfschmerz
- Stressabhängiger Kopfschmerz
- Konversionskopfschmerz

2

2.3.2 Klinik (Abb. 2.4)

Spannungskopfschmerz, episodisch (ICD10: G44.20); chronisch (ICD10: G44.22)

- **Art des Schmerzes:**
  - Moderate Ausprägung
  - Kurz bis kontinuierlich (30 Minuten bis 7 Tage; 59 % leiden an nur einem Tag im Monat an Spannungskopfschmerzen, 41 % häufiger)
  - Der Kopfschmerz kann zu jeder Tageszeit beginnen
- **Lokalisation:**
  - Meist holocephal, seltener bifrontal oder bioccipital
  - Selten unilateral oder wechselnd
- **Charakter:**
  - Dumpf-drückend (wie ein Band), beengend, Schraubstockgefühl
  - Nicht pulsierend
- **Intensität (VAS):** Gering bis mittel
- **Triggerung:**
  - I.d.R. keine, auch nicht durch körperliche Anstrengung verstärkt
  - Stress und Wetterwechsel können schmerzauslösend sein
- **Vegetative Symptomatik:**
  - Selten und gering ausgeprägt
  - Höchstens Phono- **oder** Photophobie
- **Weitere Charakteristika:**
  - Kein Ruhebedürfnis
  - Pericranielle Kopfmuskulatur evtl. schmerzhaft verspannt; bis zu 60 % der Patienten weisen eine erhöhte muskuläre Schmerzempfindlichkeit bei manueller Palpation bzw. bei druckalgometrischer Messung oromandibulärer Muskeln auf
  - Häufig depressive Entwicklung

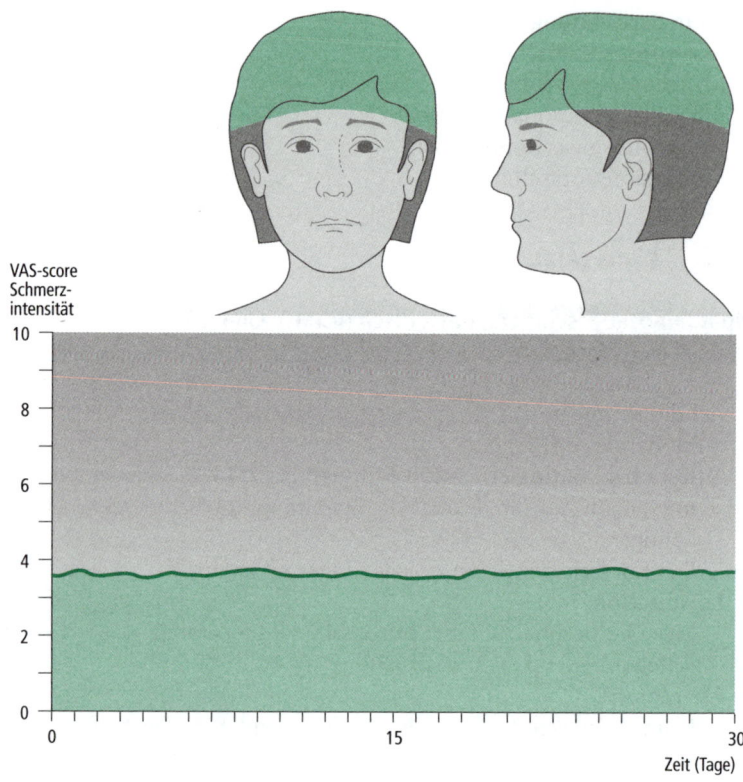

Abb. 2.4 Chronischer Spannungskopfschmerz: Lokalisation und Schmerzverlauf

2.3.3 Diagnostik

Es gibt keine spezifische Diagnostik für den Spannungskopfschmerz. Wie bei allen primären Kopfschmerzerkrankungen müssen neurologische oder internistische Grunderkrankungen ausgeschlossen werden

Eine bei über der Hälfte der Patienten im EMG messbar erhöhte Aktivität pericranieller Muskeln und die vermehrte muskuläre Schmerzempfindlichkeit ist diagnostisch nicht verwertbar

Zur Abgrenzung eines Liquordrucksyndroms oder einer chronischen Meningitis wird bei entsprechendem Verdacht (lage- oder belastungsabhängige Kopfschmerzen, rezidivierende Sehstörungen, holocephaler

Kopfschmerz, Stauungspapille, Übergewicht) eine LP mit Druckmessung (Liquordruck normal bis 20 cm H$_2$O) durchgeführt. Ggf. ist ergänzend ein NMR mit MR-Venographie indiziert.

2.3.4 Differenzialdiagnosen

Zu den **symptomatischen Dauerkopfschmerzen** gehören u. a. Kopfschmerzen

- Bei arterieller Hypertonie
- Als Medikamentennebenwirkungen (z. B. Calciumantagonisten, Nitropräparate, Coffein-Entzug, Hormone, L-Dopa etc.)
- Bei Tumoren
- Bei subduralen Blutungen
- Bei Liquorzirkulationsstörungen etc.

Symptomatische Kopfschmerzen sind in Kapitel 3 differenzierter beschrieben.

Einige Migränepatienten mit ehemals einzelnen Migräneattacken entwickeln im Laufe der Jahre einen Dauerkopfschmerz, der eine Mischform zwischen migräneartigen und spannungskopfschmerzartigen Symptomen darstellt (**transformed migraine**). Diese Kopfschmerzform wurde von der IHS als Unterform der Migräne eingeordnet. In der klinischen Ausprägung sind diese Patienten allerdings genauso wie Patienten mit chronischem Spannungskopfschmerz als chronische Schmerzpatienten zu sehen. Für eine migräneähnliche Pathogenese dieser Kopfschmerzform sprechen die häufige Lateralisation der Kopfschmerzen, die gastrointestinalen Symptome, die familiäre Belastung und die Zunahme der Schmerzen bei körperlicher Belastung. Laut IHS-Kriterien besteht dieser Kopfschmerz an > 15 Tagen / Monat mit einer Dauer > 4 Stunden (falls unbehandelt). Typisch ist eine zunehmende Häufigkeit der Kopfschmerzen bei gleichzeitiger Abnahme der Schmerzintensität.

Therapie: Über die Therapie dieser Kopfschmerzform liegen keine Studien vor. Erfahrungen aus der Praxis zeigen ein Ansprechen auf Migräneprophylaktika; falls ein Analgetikaabusus vorliegt, sollte ein Analgetikaentzug stattfinden. Es gibt Hinweise für die Wirksamkeit von Gabapentin 300–1800 mg / d bei chronifizierter Migräne.

In Tabelle 2.12 sind die Differenzialdiagnosen bei Dauerkopfschmerzen aufgeführt.

Tab. 2.12 Differenzialdiagnose Dauerkopfschmerzen

Erkrankung	Charakteristische Symptome / Unterschiede zum Spannungskopfschmerz
Medikamenten-induzierter Kopf-schmerz	Täglicher holocephaler pulsierend bohrender Dauerschmerz Schmerzmittelanamnese über Monate / Jahre Direkt nach dem Aufwachen oder bereits in der zweiten Nachthälfte einsetzend (Ergotamine) **Therapie:** Entzug
Transformierte Migräne	Langjährige Migräneanamnese Dauerkopfschmerz entwickelte sich später (chronische Verlaufsform der Migräne) Ausschluss eines Analgetikaabusus! **Therapie:** Wie Migräne, eventuell Gabapentin
Oromandibuläre Dysfunktion / Bruxismus	Reproduzierbarkeit der Schmerzen durch Druck auf emp-findlichen Muskelpunkt in der Temporomandibularregion In Schläfe und Kiefer ausstrahlender Schmerz Verhärtete Kiefermuskulatur Schmerzreduktion durch entsprechende Muskeldehnung oder Lokalanästhesie in die Triggerzone **Therapie:** Über Kieferorthopädie Anpassen einer Beißschiene
Arteriitis temporalis	Druckschmerz an der Schläfe Temporale oder fronto-orbitale Kopfschmerzen Schmerzen beim Kauen (Claudicatio der Massetermuskeln) Palpation: Verhärtete und druckdolente A. temporalis (nicht pulsierend) Allgemeines Krankheitsgefühl Sehstörungen Polymyalgische Symptome (60 %) BSG massiv erhöht **Therapie:** Obligat sofortiges Ansprechen auf Corticoide
Cervicogener Kopfschmerz	Streng einseitiger Dauerschmerz von Dermatom C2 / occipital nach frontal strahlend Mehr bohrender Charakter Selten einzelne Attacken überlagert Obligat mechanisch triggerbar durch Husten, Niesen, Wasserlassen und Kopfdrehungen Oft nicht-radikuläre Schmerzausstrahlung in Schulter / Arm **Therapie:** Indometacin oder Gabapentin

2

Hemicrania continua	Streng einseitig Meist autonome Begleitsymptome **Therapie:** Obligates Ansprechen auf Indometacin
Posttraumatischer Kopfschmerz	SHT oder HWS-Trauma in der Anamnese Neurasthenische Beschwerden Nackensteifigkeit **Therapie:** S. Kap. 3.7
Sinusitis	Begleitend Fieber, Schnupfen, schleimig / eitrige Sekretion Im Anschluss an eine Rhinitis Je nach betroffener NNH Ausstrahlung in Augenwinkel, Maxilla, Hinterkopf Durch Bücken verstärkt Typisch: Druckschmerzhafter Nervenaustrittspunkt N. trigeminus **Therapie:** Antibiotika
Intracranielle Raumforderungen (Hämatome, Tumoren)	Neurologische Defizite Bewusstseinstrübung Hirndruckzeichen mit Nüchternerbrechen Bei Blutungen / Hämatomen Kopftrauma in der Anamnese Progressiver Verlauf Raumforderung in der cerebralen Bildgebung **Therapie:** Ggf. invasiv
Chron. subdurales Hämatom	Diffuse Lokalisation Höheres Alter Alkohol Gerinnungsstörungen SHT in der Vorgeschichte Herdsymptome Positiver Befund im CCT **Therapie:** Ggf. invasiv
Cranio-cervicale Übergangs-anomalien	Meist occipitale Ausbreitung Häufig mit Hustenkopfschmerz vergesellschaftet Schmerzverstärkung bei Valsalva **Therapie:** Ggf. invasiv

 Cave: Degenerative HWS-Prozesse sind – wie bei allen primären Kopfschmerzsyndromen – nicht die Ursache der Spannungskopf-schmerzen. Chiropraktische Maßnahmen sind nicht indiziert.

2.3.5 Epidemiologie

Prävalenz

Der Spannungskopfschmerz (SKS) ist der häufigste Kopfschmerz
überhaupt:
- Episodischer SKS: Bei ca. 60 % der Kopfschmerzpatienten in Europa
  und USA
- Chronischer SKS: Selten; tritt bei ca. 3 % der Kopfschmerzpatienten
  auf

Geschlechtliche Verteilung

Frauen : Männer = 2 : 1.

Vererbungsfaktoren

Verwandte ersten Grades haben ein 3fach erhöhtes Risiko, ebenfalls
an einem Spannungskopfschmerz zu erkranken.

Verlauf

- Der Verlauf variiert individuell sehr stark
- 80 % der Patienten nehmen keinerlei ärztliche Hilfe in Anspruch,
  die meisten helfen sich selbst mit frei verkäuflichen Schmerzmitteln
- 16 % begeben sich in ärztliche Betreuung, 4 % gehen zu einem Spezialisten
- Trotzdem geben ca. 60 % der Patienten an, der KS beeinträchtige
  ihren beruflichen oder sozialen Alltag

Altersverteilung (Abb. 2.5)

- Kinder: Ca. 7 % leiden an Spannungskopfschmerzen, im Kindesalter
  also selten
- Der episodische SKS beginnt meist zwischen dem 10. und 20. Lebensjahr, danach steigt die Prävalenz mit steigendem Alter an

Prävalenz (%) in den verschiedenen Altersklassen

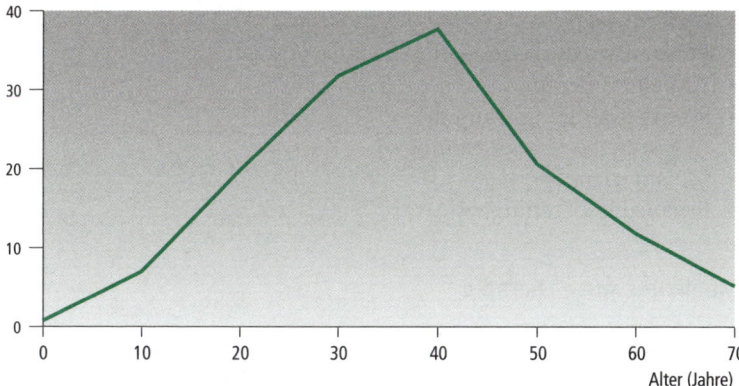

Abb. 2.5 Spannungskopfschmerzen: Altersverteilung

2.3.6 Therapie

Die folgenden Richtlinien folgen streng den aktuellen Empfehlungen der deutschen Migräne- und Kopfschmerzgesellschaft und sind geordnet nach den Kriterien der Evidence-basierten Medizin (EBM; die Richtlinien befinden sich in Kap. 8.1).

Therapie des akuten Kopfschmerzes

Allgemeinmaßnahmen

- Anzustrebende Erwartungshaltung Arzt und Patient: 50 % Besserung ist ein Erfolg
- Patienten dazu anhalten, nicht mehr als 2-mal pro Woche Schmerzmittel einzunehmen
- Patienten frühzeitig vor Analgetikamissbrauch warnen
- Patienten anfänglich engmaschig kontrollieren
- Chronische Spannungskopfschmerzen sollten grundsätzlich nicht mit Analgetika behandelt werden

Nicht-medikamentöse Therapie

- Biofeedback↑
- Progressive Muskelrelaxation nach Jacobson↑
- Verhaltenstherapie↑
- Stressbewältigungstraining↑
- Abgestuftes Kreislauftraining ↔
- Schlafhygiene ↔
- Ernährungsberatung ↔

Medikamentöse Therapie

Bei episodischer Verlaufsform

- ASS (500–1000 mg)
- Ibuprofen (400–800 mg)↑↑
- Naproxen (500 mg)↑↑
- Paracetamol (500–1000 mg)↑↑

 Cave Kombinationspräparate (mit Codein, Coffein, Benzodiazepinen etc.) sollten vermieden werden, außerdem sollten weder Mutterkornalkaloide noch Triptane verordnet werden. All diese Substanzen können einen medikamenteninduzierten Kopfschmerz provozieren. Die erstgenannten haben darüber hinaus ein Abhängigkeitspotenzial, die letzteren wirken bei Spannungskopfschmerzen nicht.

Bei chronischer Verlaufsform

Mittel erster Wahl ist Amitriptylin retard oder Amitriptylinoxid 25–75 mg/d (langsam einschleichen).

Die Therapie sollte für mindestens 3–6 Monate durchgeführt werden. Wichtig ist die Aufklärung des Patienten darüber, dass es sich bei der Anwendung trizyklischer Antidepressiva nicht um die Behandlung einer depressiven Störung handelt, sondern um eine Schmerzbehandlung, und dass Müdigkeit, Schwindel und Mundtrockenheit zu erwartende Nebenwirkungen sind, die nach ca. 14 Tagen nachlassen, und dass dann erst die eigentliche schmerzreduzierende Wirkung eintritt.
Sollte keine Besserung der Kopfschmerzen eintreten, sollte man erst nach einem Zeitraum von 6–8 Wochen auf ein anderes der oben erwähnten Präparate umstellen

Praxistipp
- Bei Patienten > 50 Jahre Initialdosis halbieren und nur sehr langsam steigern
- Wo möglich, retardiertes Präparat verwenden
- Beachtung anticholinerger NW
- Eine Wirkung der prophylaktischen Medikation setzt erst nach ca. 4–6 Wochen ein
- Patienten mit gleichzeitig bestehender depressiver Entwicklung: Dosissteigerung bis 125 mg, selten auch höher nötig

Prophylaxe

Prophylaktische Medikation erster Wahl (Tab. 2.13)

Mittel erster Wahl sind Amitriptylin und Amitriptylinoxid.

Prophylaktische Medikation zweiter Wahl (Tab. 2.14)

Mittel 2. Wahl zur Prophylaxe sind
Imipramin, Clomipramin, Doxepin, Maprotilin und Mianserin.

Cave: Kontraindikationen für trizyklische Antidepressiva:
- Glaukom
- Prostatahypertrophie
- AV-Block I und II
- Herzinsuffizienz
- Epilepsie (eingeschränkt).

Prophylaktische Medikation 3. Wahl oder bei KI der anderen Substanzen

- Naproxen 2×500 mg/d (1–0–1) für max. 3 Monate
- Valproat 1000–2000 mg/d
- MAO-Hemmer: Moclobemid (z.B. Aurorix®) 300 mg/d

Außerdem können folgende Substanzen versucht werden:
- Tizanidin (z.B. Sirdalud®) 4–16 mg/d
- Pfefferminzöl, topisch appliziert (Oleum menthae piperitae)
- Sulpirid (z.B. Dogmatil®) 200–400 mg/d

Tab. 2.13 Prophylaxe: Medikamente der ersten Wahl

Name	EBM-Kriterien	Dosierung
Amitriptylin (Saroten®)	↑↑	Initial 25 mg/d Zieldosis 50–75 mg/d (innerhalb von 4 Wo) In Einzelfällen bis 150 mg/d
Amitriptylinoxid (Equilibrin®)	↑↑	Initial 30 mg/d Zieldosis 60–90 mg/d (innerhalb von 4 Wo) In Einzelfällen bis 120 mg/d

Tab. 2.14 Prophylaxe: Medikamente der zweiten Wahl

Name	EBM-Kriterien	Dosierung
Imipramin (Torfranil®)	↑/↔	Initial 25 mg/d Zieldosis 30–75 mg/d
Clomipramin (Anafranil®)	↑/↔	Initial 25 mg/d Zieldosis 75–150 mg/d
Doxepin (Aponal®)	↑/↔	Initial 25 mg/d Zieldosis 50–100 mg/d
Maprotilin (Ludiomil®)	↑/↔	Initial 50 mg/d Zieldosis 100 mg/d
Mianserin (Tolvin®)	↔	30–60 mg/d

Merke

- Ohne flankierende Maßnahmen liegt die Wirksamkeit der Medikation nur bei 40–50 %. Für die Kombination Antidepressivum plus Stressbewältigungstraining konnte die Überlegenheit gegenüber den Einzelmaßnahmen nachgewiesen werden. Eine Kombinationstherapie ist daher anzustreben
- Diskutiert wird die Gabe von Botulinumtoxin (z. B. Dysport® 200–400 Units oder Botox® 100 Units) in die pericranielle Muskulatur. Die Datenlage hierzu ist noch sehr uneinheitlich; dies liegt auch an verschiedenen Dosierungen und Injektionsschemata.

2.3.7 Wichtige Adressen

Selbsthilfegruppe

Bundesverband dt. Schmerzhilfe
Sietwende 20
21720 Gründendeich
Tel.: 04142-81 04 34
Fax: 04142-81 04 35.

Internetadressen

- Internetportal der Deutschen Migräne- und Kopfschmerzgesellschaft (DMKG):
  http://www.dmkg.de (Kopfschmerzexperten und Adressenlisten, Klinikadressen, News und Links)
- Adressenliste Biofeedback
  http://www.biofeedbackforum.de
- Anleitung zur progressiven Muskelrelaxation nach Jacobson
  http://www.neuro24.de/entspan.htm
- Aktuellste Literatur
  http://www.kopfschmerz-news.de

Literatur

- **Therapieleitlinien der DMKG:**
  - Pfaffenrath, V., Brune, K., Diener, H., Gerber, W., Göbel, H.: Die Behandlung des Kopfschmerzes vom Spannungstyp. Nervenheilkunde 17, 91–100 (1998).
  - Haag, G., Baar, H., Grotemeyer, K. H., Pfaffenrath, V., Ribbat, M. J., Diener, H. C.: Prophylaxe und Therapie des medikamenteninduzierten Dauerkopfschmerzes. Nervenheilkunde 17, 1–4 (1999)
- **Empfehlungen zur Selbstmedikation**
  Göbel, H., Soyka, D., Ziegler, A., Diener, H.: Selbstmedikation bei Migräne und Kopfschmerz vom Spannungstyp. Deutsche Apotheker Zeitung 9, 17–32 (1995).
  Wird gerade überarbeitet; aktueller Text unter
  http://www.dmkg.de

2.4 Trigemino-autonome Kopfschmerzen (TAK)

Häufig setzen sich Kliniker und Wissenschaftler mit Migräne und Spannungskopfschmerzen auseinander, die mit 20–50 % der Bevölkerung die größte Gruppe der primären Kopfschmerzen darstellen. Während man auf Grund der wissenschaftlichen Anstrengung bei der Migräne in den letzten 20 Jahren große Fortschritte im pathophysiologischen Verständnis und in der Therapie erreicht hat, gilt dies nicht für die selteneren Kopfschmerzsyndrome. Zu diesen gehören die kürzlich neu definierte Gruppe der **trigemino-autonomen Kopfschmerzen (TAK)**.

Alle Kopfschmerzsyndrome dieser Gruppe haben zwei Dinge gemeinsam:
• Meist kurzdauernde, unilaterale Schmerzattacken
• Fakultativ ipsilateral zum Schmerz vorhandene autonome Begleitsymptome.

Die autonomen Begleitsymptome entsprechen dabei i.d.R. einer Überaktivierung des parasympathischen Systems, es kommt zu Lakrimation, konjunktivaler Injektion, Rhinorrhoe, nasaler Kongestion und Lidschwellung. Interessanterweise treten diese streng ipsilateral zum Schmerz auf. Sie unterscheiden sich in Dauer, Frequenz, Rhythmik und Intensität der Schmerzattacken, autonome Begleitsymptome treten mehr oder weniger stark ausgeprägt auf. Die Pathophysiologie ist derzeit weitgehend ungeklärt.

Zu den TAKs gehören
• Cluster-Kopfschmerz (CK)
• Chronisch paroxysmale Hemicranie (CPH)
• Episodisch paroxysmale Hemicranie
• Hemicrania continua (HC)
• SUNCT-Syndrom (short-lasting unilateral neuralgiform headache with conjunctival injection and tearing)

Eine besondere Untergruppe dieser Kopfschmerzen spricht fast ausschließlich auf Indometacin an.

2

Zu dieser Gruppe gehören
- Chronisch paroxysmale Hemicranie
- Episodisch paroxysmale Hemicranie
- Hemicrania continua
- „Idiopathic stabbing headaches"

Es sind dies die einzigen Kopfschmerzsyndrome, die laut IHS-(international headache society) Kriterien als Indometacin-sensibel definiert sind.

2.4.1 Cluster-Kopfschmerz, episodisch (ICD10: G44.01), chronisch (ICD10: G44.02)

Von allen primären Kopfschmerzen ist der Cluster-Kopfschmerz am einfachsten zu diagnostizieren. Trotzdem erfolgt die Diagnosestellung meist viel zu spät und die Therapie oft halbherzig. Das Wort Cluster kommt aus dem Englischen (Haufen) und beschreibt eine der eindrucksvollsten Eigenschaften dieses Syndroms: Bei der überwiegend vorkommenden episodischen Form des CK (80%) werden die symptomatischen Perioden (bouts) von symptomfreien Zeitspannen unterbrochen. In Zusammenschau klinischer Parameter (die Attacken treten gehäuft 1–2 Stunden nach dem Einschlafen und/oder in der ersten REM-Phase oder in den frühen Morgenstunden [> 50%] auf; die Cluster-Episoden sind gehäuft im Frühjahr und Herbst; es finden sich Störungen der circadianen Ausschüttung vieler Hormone) mit wissenschaftlichen Überlegungen wird eine zentrale Dysregulation im Hypothalamus als dem letztlich auslösenden pathophysiologischen Substrat des Cluster-Kopfschmerzes diskutiert.

Die Therapie des Cluster-Kopfschmerzes erfordert eine zeitintensive, individuell auf den Patienten zugeschnittene Kombination der verschiedenen Therapieoptionen, kann aber in der überragenden Mehrzahl der Fälle eine positive Beeinflussung der Schmerzattacken erreichen.

Einteilung

- Cluster-Kopfschmerz
  - Episodisch: Mindestens 2 Kopfschmerzperioden mit jeweiliger Dauer von 7 Tagen bis zu 1 Jahr; Beschwerdefreiheit mind. 14 Tage
  - Chronisch: Über die Dauer eines Jahres keine Remission oder Remission kürzer als 14 Tage

Frühere Bezeichnungen für den Cluster-Kopfschmerz waren
  - Erythroprosopalgie
  - Bing-Horton-KS / -Syndrom
  - Migränöse Neuralgie nach Harris
  - Erythromelalgie des Kopfes
  - Histamin-KS
  - Neuralgie des Ganglion sphenopalatinum
  - Hemicrania periodica neuralgiformis

Klinik (Abb. 2.6)

- **Schmerzverlauf:**
  - Phasenweise aktiver Schmerz:
  - Aktive Phase (*bout*) mit Kopfschmerzattacken zwischen 7 Tagen und 1 Jahr, durchschnittlich 4–12 Wochen, gelegentlich zeitkonstante Phasen
  - Inaktive Phase (out of the bout) mit kompletter Beschwerdefreiheit: Mindestens 14 Tage, gelegentlich Monate, selten bis zu 5 Jahren anhaltend
  - Im Rahmen einer zentralen (chrono-)biologischen Rhythmusstörung treten die Attacken wie folgt auf:
  - Circadian: Meist zur Nacht (21 Uhr); in der Nacht (zwischen 1 und 2 Uhr, aus dem Schlaf heraus); nachmittags (15 Uhr)
  - Circannual: Vermehrt im Frühjahr und im Herbst
- **Frequenz:**
  Während aktiver Phasen kurze, häufig in Gruppen auftretende Attacken
  - 1- bis 2-mal täglich, max. 8-mal täglich
  - Zu Beginn und zum Ende der Cluster-Episode weniger und kürzere Attacken
- **Dauer:** Zwischen 15 Minuten und 3 Stunden (im Mittel 30–45 Minuten)

- **Lokalisation:**
  - Streng einseitig, sehr selten wechselnd, extrem selten beidseitig
  - Meist frontal, fronto-orbital
  - Gelegentlich zu Stirn, Kiefer, Rachen, Ohr, Nacken, Schulter ausstrahlend
- **Intensität:**
  - Heftigster, vernichtender Schmerz (VAS 10)
  - Rascher Anstieg, Schmerzmaximum nach 10 Minuten erreicht, dann Plateau für 30–120 Minuten, danach rascher Abfall
- **Charakter:**
  - Schneidend, bohrend, stechend
  - Wie ein „glühend heißes Messer ins Auge"
  - Wie ein „brennender Dorn in die Schläfe"
  - „Das Auge wird von innen herausgedrückt"

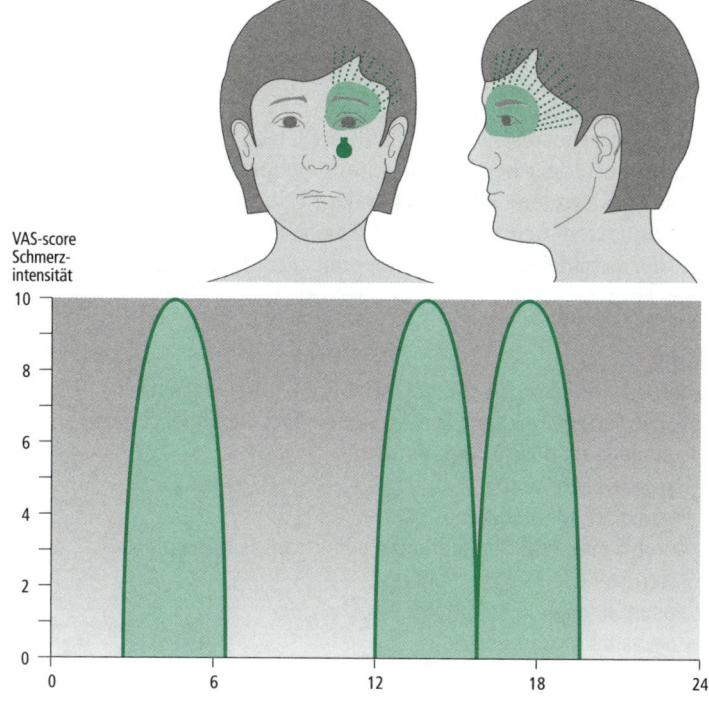

Abb. 2.6 Cluster-Kopfschmerz: Lokalisation und Schmerzverlauf

- **Vegetative Symptomatik:** Ipsilaterale autonome Begleitsymptome (60–80%)
  - Lakrimation, Rhinorrhoe
  - Miosis/Ptosis (inkomplettes Horner-Syndrom, kann bestehen bleiben)
  - Konjunktivale Injektion
  - Gesichts- und Stirnschwitzen
  - Chemosis
- **Triggerung:**
  - Ausschließlich in der aktiven Phase
  - Auslösefaktoren sind Alkohol, Wärme, Stress, Histamin, Nitroglycerin, Aufenthalt in großen Höhen
- **Weitere Symptome und Charakteristika:**
  Im Gegensatz zu allen anderen primären Kopfschmerzsyndromen
  - Bewegungsdrang, Herumlaufen (*pacing around*)
  - Oberkörperschaukeln (*rocking*)

Diagnostik

Es gibt keine spezifische Diagnostik für Cluster-Kopfschmerzen. Zur klinisch-neurologischen Untersuchung gehört bei Erstmanifestation oder sich änderndem Schmerzcharakter bzw. zunehmender Intensität sowie Auftreten neurologischer Defizite eine cerebrale Bildgebung (CCT der Schädelbasis im Knochenfenster und cerebrales Kernspintomogramm).

Merke
Neben den primären Cluster-Kopfschmerzen sind auch einzelne symptomatische Formen bekannt. Die intrakranielle Pathologie ist dabei immer mittelliniennah. Beschrieben wurden:
- Hypophysentumore
- Paraselläre Meningeome
- Aneurysmen und Dissekationen der A. carotis interna
- Arteriovenöse Malformationen
- Nasopharyngeale Karzinome
- Cerebelläre Tumoren

Differenzialdiagnosen

Die Differenzialdiagnosen bei kurzen, heftigen fronto-orbital betonten Kopfschmerzattacken zeigt Tabelle 2.15.

Tab. 2.15 Differenzialdiagnose bei kurzen, heftigen fronto-orbital betonten Schmerzattacken

Erkrankung	Charakteristische Symptome / Unterschiede zu TAKs
Andere trigemino-autonome Kopf-schmerzen	Meist chronisch paroxysmale Hemicranie: • Ebenfalls autonome Symptome • häufigere Attacken (mind. 15 am Tag) • kürzere Attackendauer (10–20 Minuten) • Triggerbar durch Kopfbewegung • **Therapie:** Obligat pos. Ansprechen auf Indometacin
Migräne	Weibliches Geschlecht Jüngeres Alter Deutlich länger dauernde Attacken Heredität Mittelschwere Schmerzintensität Keine autonomen Symptome Anderes Verhalten bei Schmerz: Ruhe suchend, kein Bewegungsdrang **Therapie:** Triptane (s. Kap. 2.2)
Neuralgien	Wesentlich kürzere blitzartig einschießende Attacken (Sekunden bis max. wenige Minuten) Im Verlauf eines peripher trigeminalen Astes (meist V2 oder V3) Selten nachts Triggerbar durch Essen, Kauen, Sprechen **Therapie:** Pos. Ansprechen auf Carbamazepin
Jabs-and-jolts-Syndrom	Nur Sekunden oder wenige Minuten dauernde Attacken Selten autonome Symptome Sehr wechselnde Lokalisation **Therapie:** Indometacin

Atypische Gesichtsschmerzen	Eher Dauerschmerz Überwiegend Frauen Schmerzmaximum Oberkiefer, Wange Vage Beschreibung des Schmerz Keine anatomische Zuordnung Keine autonomen Symptome **Therapie:** Kombination Gabapentin und Amitriptylin (s. Kap. 4.5)
Nasennebenhöhlenprozesse	Selten so hohe Schmerzintensität wie TAKs Eher kontinuierlicher Schmerz mit attackenförmigen Exacerbationen Evtl. eitrige Kongestion Durch Bücken verstärkter Schmerz Druckschmerzhafter Nervenaustrittspunkt: Trigeminus **Therapie:** HNO, ggf. Antibiotika
Glaukom	Eher kontinuierlicher Schmerz mit attackenförmigen Exacerbationen Sehstörungen Oft bds. lokalisierter Augenschmerz Photophobie Praller Bulbus Evtl. Pupillendilatation oder Pupillenstarre ipsilateral **Therapie:** Augeninnendruck senken
Tolosa-Hunt-Syndrom	Dauerschmerz mit Paroxysmen Augenmuskelparesen Evtl. sensible Ausfälle im Bereich des N. trigeminus V1 und V2 **Therapie:** Obligates Ansprechen auf Corticosteroide
Herpes zoster, postzosterische Neuralgie	Typischerweise undulierender Brennschmerz, eher kontinuierlich mit einzelnen überlagerten Attacken Berührungsempfindlichkeit des betroffenen Hautareals Sensible Ausfälle im entsprechenden Dermatom Narbige Hautveränderungen oder Pigmentanomalien im entsprechenden Dermatom **Therapie:** Carbamazepin (s. Kap. 5.4.1)

2

Sonderformen

- **Cluster-Tic:** Kombination Cluster-Kopfschmerz und (Trigeminus-) Neuralgie
- **Cluster-Migräne:** Kombination Cluster-Kopfschmerz und Migräne-äquivalente

Es ist sehr umstritten, ob diese Sonderformen eigene Entitäten darstellen oder nur Spielarten der TAKs sind. Im Gegensatz zum Kombinationskopfschmerz, der definiert ist als ein Nebeneinander-Existieren voneinander unabhängigen Migräneattacken und Spannungskopfschmerzen, handelt es sich bei dem Cluster-Tic und auch der Cluster-Migräne um ein und dieselbe Schmerzattacke mit Elementen des Clusters sowie Elementen der Neuralgie oder der Migräne. Je nach Überwiegen der Komponenten spricht man von einer Cluster-Migräne (vorherrschend Migräneanteile) oder Migräne-Cluster. Behandelt wird nach der vorherrschenden Komponente.

Epidemiologie

Prävalenz

Sehr seltene Kopfschmerzerkrankung, insgesamt ca. 0,9 % (0,4 %–1 %)
- 80 % episodische Verlaufsform
- < 20 % chronische Verlaufsform

Geschlechtliche Verteilung

Männer : Frauen = 3 : 1.

Vererbungsfaktoren

Familiäre Belastung ca. 2–7 %.

Prävalenz (%) in den verschiedenen Altersklassen

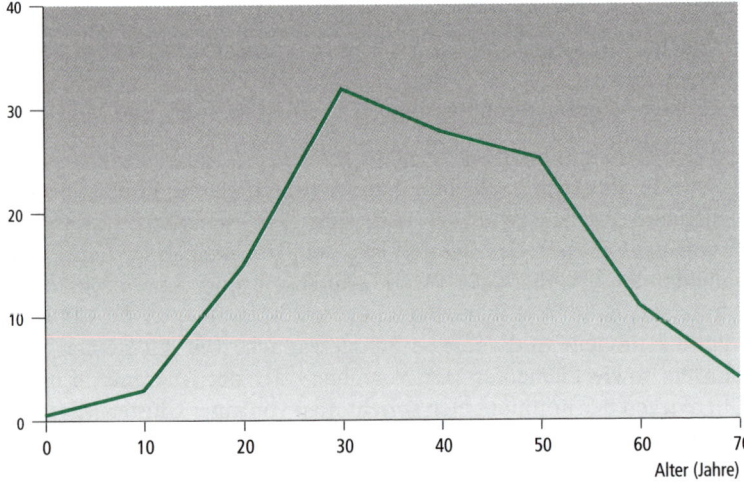

Abb. 2.7 Cluster-Kopfschmerz: Altersverteilung

Altersverteilung und Verlauf (Abb. 2.7)

Aufgrund der relativen Rarität des Syndroms nicht sicher bekannt. Ein Teil der Cluster-Syndrome scheint im Laufe des Alters spontan zu remittieren.

- Kinder: Nur in Ausnahmefällen
- Beginn im Mittel mit 28–30 Jahren, gelegentlich nach initialem Schädel-Hirn-Trauma
- Meist sehr langwieriger Verlauf:
  - Nach 15 Jahren meist keine Änderung der Symptomatik
  - 80 % der Patienten mit episodischem Cluster-Kopfschmerz haben diesen noch nach 10 Jahren
- Die episodische Form geht in 12 % in die chronische Form über
- Bei 10 % der Patienten mit chronischem Cluster-Kopfschmerz werden die Remissionsphasen nach Jahren länger (bis zu 3 Jahre)
- Bei Beginn nach dem 75. Lebensjahr sehr häufig symptomatische Form

Tab. 2.16 Therapie des akuten Anfalls

Name	EBM-Kriterien	Wirkung / Bemerkung	Dosierung
Sauerstoff	↑↑	Bei frühzeitiger Anwendung effektive und schnelle Maßnahme zur Attackenkupierung Ist vorbeugend nicht wirksam Wirkung zu Attackenbeginn am größten Erfolg u. a. vom Alter des Patienten abhängig, insgesamt etwa 60 % Vorteil: Keine KI (bes. keine kardiovaskulären Risikofaktoren) Tragbarer Sauerstoff ist in Sanitätsfachgeschäften erhältlich. (Verschreibungsmuster im Anhang)	6–7 l 100 %igen O_2 über 15–20 Minuten über Gesichtsmaske (!) in sitzender, vornüber geneigter Position
Lidocain, Kokain	↑	Erfolg etwa bei 25–30 % ebenfalls innerhalb weniger Minuten Ausschaltung der peripheren Endstrecke der CKS-Symptome durch Nervenblockade	1 ml 4 %ige Lidocain-Lsg.(oder 10 %ige Kokain-Lsg.) in das ipsilaterale Nasenloch bei 45 Grad nach hinten rekliniertem und 30–40 Grad zur kontralateralen Seite geneigtem Kopf
Sumatriptan (Imigran®)	↑↑	Medikament erster Wahl zur Attackenkupierung Bei > 75 % der Patienten innerhalb von 5–20 Minuten sicher Beschwerdefreiheit Orale Medikation wirkt zu spät (meist erst nach der Attacke) In Langzeitstudien keine nachlassende Wirksamkeit bei häufiger Gabe Unproblematisch in Kombination mit Lithium, Corticoiden oder Calciumantagonisten	6 mg s. c. mit Autoinjektor
Zolmitriptan	↑	Zur Wirksamkeit liegt eine Studie vor Geeignet für Patienten mit moderaten, langandauernden Attacken	2,5 mg / d bzw. 5 mg / d p. o.

Therapie

Die folgenden Richtlinien folgen streng den aktuellen Empfehlungen der Deutschen Migräne- und Kopfschmerzgesellschaft und sind geordnet nach den Kriterien der Evidence-basierten Medizin (EBM; die Kriterien finden sich in Kap. 8.1).

Therapie der akuten Attacke

Medikamentöse Therapie (Tab. 2.16)

- Applikation von Sauerstoff
- Lidocain-Nasentropfen
- Sumatriptan subcutan

Prophylaxe

Merke

Cluster-Kopfschmerzen werden Suizidkopfschmerzen genannt. Eine entschlossene, rasche und wirkungsvolle Therapie ist obligat, die medikamentöse Prophylaxe ist somit beim Cluster-Kopfschmerz die wichtigste Therapieform.

Episodische Verlaufsform (Tab. 2.17)

- Mittel erster Wahl: Verapamil
- Mittel zweiter Wahl sind
  - Methysergid
  - Corticoide
  - Lithium
- Mittel dritter Wahl sind
  - Valproinsäure
  - Ergotamin
  - Pizotifen.

Chronische Verlaufsform

- Mittel erster Wahl: Verapamil
- Mittel zweiter Wahl sind
  - Lithium
  - Corticoide

- Mittel dritter Wahl sind
  - Ergotamine
  - Methysergid
  - Valproinsäure

Faustregel:
- Kurze bouts: Methysergid = schnelle Wirkung, begrenzte Zeit der Einnahme
- Lange bouts: Verapamil = langsamer Wirkungseintritt, auch bei langer Einnahme gut verträglich

 Cave: Methysergid ist eine wirkungsvolle Waffe beim Cluster-Kopfschmerz, wird jedoch zu ergotaminähnlichen aktiven Metaboliten abgebaut und sollte daher in der Akutphase nicht mit Triptanen kombiniert werden!

Operative Therapie

Folgende Möglichkeiten stehen zur Verfügung:
- Glycerol/Lokalanästhetika in die Cisterna trigeminalis oder in das Ganglion Gasseri
- Hochfrequenz-Rhizotomie des Ganglion Gasseri
- Resektion des N. petrosus superficialis major oder des Ganglion sphenopalatinum
- Leitungsanästhesie des N. occipitalis major
- Tiefenhirnstimulation des inferioren posterioren Hypothalamus

 Cave:
Da bei allen (!) invasiven Maßnahmen die Gefahr von iatrogen verursachten Schäden, Neuropathien oder einer Anaesthesia dolorosa besteht, haben sie als Mittel der letzten Wahl zu gelten. Medikamentös sind immerhin fast 80 % der Patienten zufriedenstellend zu behandeln.

Name	EBM-Kriterien	Wirkung/Bemerkung	Dosierung
Verapamil (Isoptin®)	↑↑	Mittel erster Wahl bei episodischem und chronischem CKS zur Prophylaxe Wirkungseintritt in Abhängigkeit von der Dosis nach ca. 2–3 Wochen Oft kein komplettes Sistieren der Anfälle Zur Überbrückung bis zum Eintritt der Wirkung Prednison oder Ergotamintartrat (2 mg als Supp. Abds.) möglich	240 mg/d (3 × 80 mg/d) zunächst Zieldosis bis 360 mg/d Unter Ausschluss von KI bis 720 mg/d und in Einzelfällen höher möglich (BB- und EKG-Kontrolle) Bei höheren Dosen: Kardiologische Mitbetreuung!
Methysergid (z.B. Deseril®)	↑↑	Mittel zweiter Wahl beim episodischen, dritter Wahl beim chronischen CKS (wegen der Gefahr der Retroperitoneal- und Pulmonalfibrosen bei Langzeiteinnahme) Wirkungseintritt nach 3–7 Tagen Mindestens 1 Monat Pausierung nach Verwendung	Initial 4 mg/d, dann erhöhen auf 8–12 mg/d
Lithium (z.B. Quilonum®, Hypnorex®)	↑	Wirksamkeit wahrscheinlich überschätzt; einige Studien geben eine dem Verapamil vergleichbare Wirkung von 70% an. Daher und aufgrund zahlreicher NW nur bei chron. CKS, bei denen andere Optionen versagen Wirkungseintritt bereits innerhalb einer Woche Ein chron. CKS kann durch die Gabe von Lithium evtl. in eine episodische Verlaufsform überführt werden Der Lithiumeffekt scheint bei aufeinanderfolgenden Therapien nachzulassen	600–1500 mg/d retard oral (Beginn mit 400 mg/d, entspricht 2 × 10,8 mmol/d) Nach 4 d steigern auf 2 × 400 mg/d, usf Regelmäßige Spiegelkontrollen morgens nüchtern nach 12 Stunden Karenz Enges therapeutisches Fenster: Lithiumspiegel darf 1,2 mmol/l nicht überschreiten, 0,4 mmol/l sind wahrscheinlich schon ausreichend, 0,6–0,8 mmol/l sind optimal

Substanz		Besonderheiten	Dosierung
Ergotamintartrat (z. B. Migrexa®, ergo sanol®)	↑	Erfolgsraten bei ca. 70 % Ausschließlich bei episodischem CKS Ggf. begleitend Antiemetika Ebenfalls gut geeignet als Kurzzeitprophylaxe zur Überbrückung 5 Tage vor Beginn der Wirksamkeitsentfaltung von Verapamil Auch bei Patienten mit nächtlichen Attacken vor dem Schlafengehen Behandlungszeitraum nach Möglichkeit auf max. 4 Wo begrenzen	3–4 mg/d, am besten 2 mg 1–0–1 Bei Auftreten der Attacken in der Nacht: 2 mg Supp. zum Schlafbeginn
Corticoide (z. B. Methylprednisolon = Urbason®)	↑↑	Additiv zur Überbrückung bis zum Wirkungseintritt von Verapamil Erfolg bei ca. 70–80 % der Fälle zu erwarten, beim chron. CKS nur bei ca. 40 % Begleitend Magenschutz geben	Initial morgens 50–100 mg über 5 Tage, dann alle 4 Tage um 10 mg reduzieren Schwellendosis 10–20 mg/d
Pizotifen (z. B. Sandomigran®)	↔	Kein wesentlicher Erfolg Versuchsweise bei Versagen der konventionellen Therapie möglich	1,5–3 mg/d oral, versuchsweise über 5 Wochen
Valproinsäure (z. B. Ergenyl chrono®)	↑	Erst eine einzige Studie zeigte effektive Wirksamkeit der Substanz in der Prophylaxe Versuchsweise bei Versagen anderer Therapieoptionen indiziert (jedoch immer Mittel dritter Wahl) Konnte im Tierversuch circadiane Rhythmen beeinflussen Zusätzliche GABAerge Dämpfung Wirkungseintritt evtl. erst nach 4 Wochen	Initial 5–10 mg/kg KG, Dann alle 4 d um 5 mg/kg KG erhöhen (bis 20 mg/kg KG) Bei Erwachsenen etwa 1200 mg (3 × 400 mg) täglich

Tab. 2.17 Medikamentöse Prophylaxe bei Cluster-Kopfschmerzen (CKS)

> **Praxistipp**
> - Im Gegensatz zur Migräne oder zum Spannungskopfschmerz haben Stressbewältigungstraining, Entspannungsverfahren oder Feedback-verfahren therapeutisch keine Bedeutung und verzögern die wirksame medikamentöse Therapie
> - Als ultima ratio kann DHE i. v. über 3 Tage eingesetzt werden (Cave: Kontraindikationen!). Ein Protokoll zum Einsatz von DHE bei Migräne und bei Cluster-Kopfschmerzen findet sich in Kap. 8.2.

2.4.2 Episodisch / chronisch paroxysmale Hemicranie (ICD10: G44.03)

Einteilung

- **Episodisch paroxysmale Hemicranie (EPH):** Aktive Phasen mit Kopfschmerzattacken, gefolgt von wochen- bis monatelangen Remissionen
- **Chronisch paroxysmale Hemicranie (CPH):** Keine nennenswerten Remissionsphasen, beständige attackenförmige Schmerzen

Früher bezeichnete man die paroxysmale Hemicranie als Sjaastad-Syndrom.

Klinik (Abb. 2.8)

- **Schmerzverlauf:** Attackenförmig auftretender Schmerz ohne längere Remissionen
- **Lokalisation:** Streng einseitig und seitenkonstant auftretend, jedoch sind auch Einzelfälle von bilateraler Ausbreitung bekannt
- **Charakter:** Schneidend-stechender Schmerz, teils – v. a. zu Beginn – pulsierend
- **Intensität:** Extrem, „vernichtend"
- **Dauer:** 2–45 Minuten (durchschnittlich ca. 20 Minuten)
- **Frequenz:** Mindestens 5 Attacken pro Tag (durchschnittlich 10 pro Tag)

- **Triggerung:**
  - Selten ausgelöst durch Kopfwendungen oder Druck auf die Segmente C2 / C3
  - Selten ausgelöst durch Alkohol
- **Autonome Symptomatik:** Mindestens 1 autonomes Begleitsymptom wie beim Cluster-Kopfschmerz (fakultativ auch mehrere); insgesamt meist wesentlich leichter ausgeprägt
- **Weitere Charakteristika:**
  - Motorische Unruhe während der Attacke
  - Zuverlässiges Ansprechen auf Indometacin
  - Manchmal leichtes Spannungsgefühl zwischen den Attacken

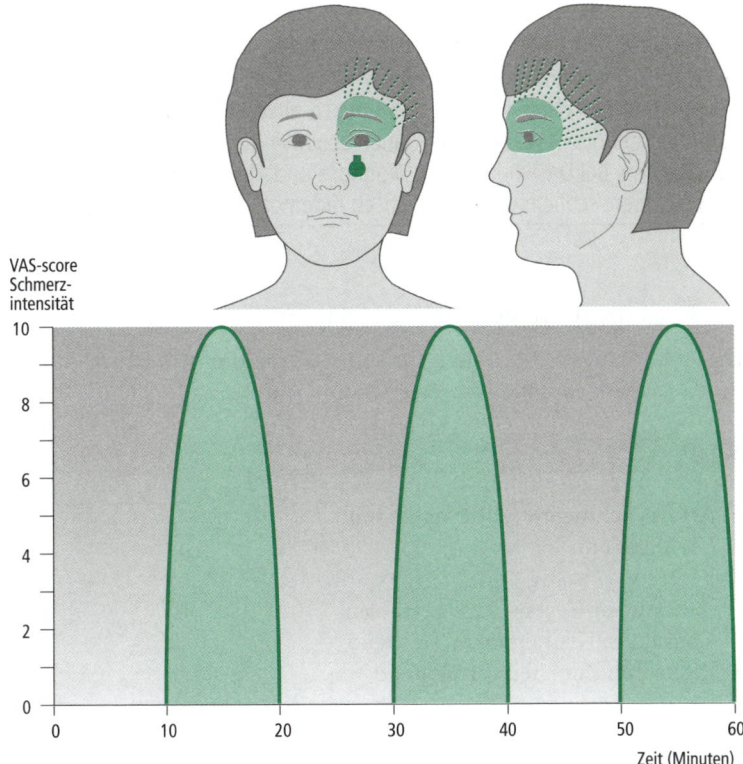

Abb. 2.8 Paroxysmale Hemicranie: Lokalisation und Schmerzverlauf

Epidemiologie

- Erstbeschreibung 1974
- Prävalenz 3–6 % der des Cluster-Kopfschmerzes
- Frauen : Männer = 3 : 1
- Beginnt meist zwischen dem 20. und 40. Lebensjahr

Therapie

Obligatorisches Ansprechen auf Indometacin (z.B. Amuno®). Unter Magenschutz beginnend mit 3 × 50 mg/d (selten 4 × 50 mg/d nötig). Meist Reduktion bis auf minimale Mengen (25 mg/d) im Laufe der Zeit möglich.

> **Praxistipp**
> CPH und Hemicrania continua sprechen zuverlässig auf Indometacin an. Sollte der Kopfschmerz unter 3 3 50 mg/d nicht innerhalb von 4 Tagen deutlich geringer werden oder ganz verschwinden, ist die Diagnose zu überprüfen. Bei Unsicherheit der Diagnose und Abgrenzung zum Cluster-Kopfschmerz schlicht und pragmatisch Indometacin-Test durchführen.

2.4.3 SUNCT-Syndrom (ICD10: G44)

Die Abkürzung SUNCT steht für short lasting uniform neuralgiform headache with conjunctival injection and tearing.

Klinik

- **Art des Schmerzes:** Attackenförmig
- **Lokalisation:**
  - Streng einseitig
  - Kann zur Gegenseite ausstrahlen
- **Charakter:** Neuralgiform, stechend
- **Intensität:** Zum Teil vernichtend

- **Frequenz:**
  - Durchschnittlich bis zu 60 Attacken pro Tag
  - Bis zu 200 Attacken pro Tag möglich
- **Dauer:** 15 Sekunden bis 4 Minuten
- **Triggerung:**
  - Längeres Reiben des Hautareals, das vom zweiten Trigeminusast versorgt wird
  - Häufig auch durch Nackenbewegungen auslösbar
- **Autonome Beteiligung:**
  - Führendes autonomes Symptom ist die konjunktivale Injektion
  - Zusätzliche Symptome sind Lakrimation, Schwitzen, Ptosis, Miosis
- **Weitere Charakteristika:**
  - Selten nachts auftretend
  - Zwischen den Attacken bleibt oft ein leichter / dumpfer Hintergrundsschmerz bestehen

Epidemiologie

- Erstbeschreibung 1989
- Extrem seltene Kopfschmerzerkrankung
- Keine eigenständige ICD10-Nummer
- Frauen : Männer = 1 : 17
- Verläuft i. d. R. episodisch, mit Remissionsphasen über Monate oder Jahre

Therapie

Nicht bekannt.

2.4.4 Hemicrania continua (ICD10: G43.9)

Einteilung

- Remittierende Form (15 %)
- Primär remittierende, sekundär chronische Form (32 %)
- Primär nicht remittierende Form (53 %)

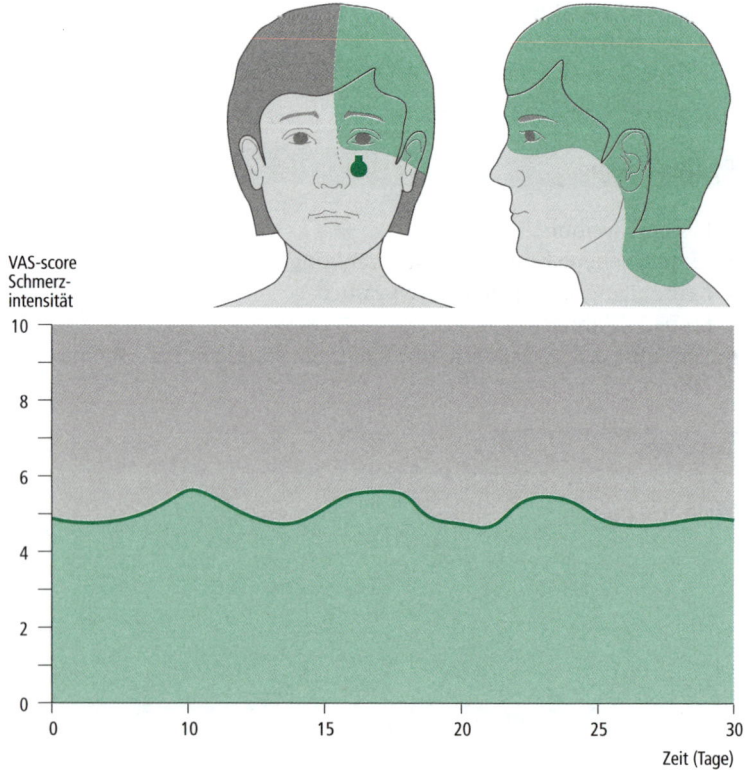

Abb. 2.9 Hemicrania continua: Lokalisation und Schmerzverlauf

2

Klinik (Abb. 2.9)

- **Art des Schmerzes:**
  - Kontinuierlich vorhandener Schmerz
  - Einzelne Attacken unterschiedlicher Länge können darauf aufgepfropft sein
- **Lokalisation:** Einseitig
- **Charakter:** Unspezifisch, eher pochend oder hämmernd, typischerweise undulierend
- **Intensität:** Mittel
- **Frequenz:** Andauernd, aufgepfropfte einzelne Attacken (5–12 / d) möglich
- **Triggerung:** Nicht bekannt
- **Autonome Beteiligung:** Schwächer ausgeprägt als bei Cluster-Kopfschmerzen oder der CPH

Epidemiologie

- Erstbeschreibung 1984
- Frauen : Männer = 1,8 : 1
- Beginnt selten vor 3. Lebensdekade

Therapie

Obligatorisches Ansprechen auf Indometacin (z. B. Amuno®). Unter Magenschutz beginnend mit 3×50 mg / d (selten 4×50 mg / d nötig). Meist Reduktion bis auf minimale Mengen (25 mg / d) im Laufe der Zeit möglich.

Tab. 2.18 Differenzialdiagnose der trigemino-autonomen Kopfschmerzen (modifiziert nach Goadsby und Lipton, 1997)

Charakteristika	Cluster-KS	Chronisch paroxysmale Hemicranie	Episodisch paroxysmale Hemicranie	SUNCT-Syndrom	Hemicrania continua
Geschlechts-verteilung (m : w)	3 : 1	1 : 3	1 : 1	8 : 1	1 : 1,8
Schmerz • Charakter • Intensität • Lokalisation	Bohrend Extrem hoch Periorbital	Stechend Sehr hoch Orbital, temporal	Stechend Sehr hoch Orbital, temporal	Stechend Mäßig Orbital, temporal	Ständig Mäßig Einseitig mit Ausstrahlung zur Schulter
Attackendauer	30–120 min	2–45 min	1–30 min	5–250 sec	Andauernd
Attackenfrequenz	1–8/d	1–40/d	3–30/d	1/d bis 30/h	5–12/d
Autonome Symptome	+	+	+	+	(+)
Indometacin-sensibel	–	+	+	–	+

2

2.4.5 Differenzialdiagnose trigemino-autonomer Kopfschmerzen (Tab. 2.18)

Neben den in Tabelle 2.18 aufgeführten streng trigemino-autonomen Kopfschmerzen gibt es noch eine verwandte Gruppe von Kopfschmerzen, die in Periodizität oder Schmerzcharakter eine Überlappung mit den o. g. TAKs zeigen.

Hierzu gehört der regelmäßige nächtliche Hypnic headache; nur wenige Autoren zählen auch den „idiopathic stabbing headache" mit neuralgieähnlichen, extrem kurzen Schmerzattacken hinzu.

2.4.6 Therapie der trigemino-autonomen Kopfschmerzen (außer Cluster-Kopfschmerz)

Mittel erster Wahl ist Indometacin (z. B. Amuno®)
- EBM-Kriterien: ↑↑
- Wirkungsweise
  - Pharmakologischer Mechanismus unklar
  - Wirkung innerhalb von 30 Minuten bis 48 Stunden
  - Hoher Bedarf an Indometacin ($\geq$ 200 mg/d) oder das beidseitige Auftreten der Attacken machen die Diagnose zweifelhaft
- Dosierung
  - 50 mg/d (1–1–1), evtl. steigern auf 200 mg/d
  - Nach 7 Tagen Versuch der langsamen Dosisreduktion
  - Ggf. begleitend Magenschutz

Versucht werden können darüber hinaus (ohne klinische Sicherung)
- Coffein
- NSAR
- Corticoide
- Valproinsäure
- Gabapentin

Praxistipp
- Gegen SUNCT ist bisher keine wirksame Therapie (einschließlich Indometacin) bekannt. Versucht werden können – z. T. in Kombination – Corticoide, Valproinsäure, Topiramat, Gabapentin oder Lamotrigin.
- Bei der Hemicrania continua kann als Alternative zu Indometacin β-Cyclodextrin versucht werden (z. B. Piroxicam®)

2.4.7 Wichtige Adressen

Internetadressen

- Selbsthilfegruppe:
  - http://www.clusterheads.org/
  - http://www.clusterkopfschmerzen.de
  - http://www.clusterkopf.de
- Internetportal der internationalen Selbsthilfegruppe
  http://www.clusterheadaches.org.uk/
- Internetportal der Deutschen Migräne- und Kopfschmerzgesellschaft (DMKG) http://www.dmkg.de (KS-Experten und Adressenlisten, Kliniklisten, News und Links)
- Aktuellste Literatur http://www.clusterheadaches.org.uk/
- Leitlinien der DGN
  http://www.uni-duesseldorf.de/AWMF/II/index.html
- Musterverschreibung für Sauerstoffgeräte in Kap. 8.5, außerdem unter http://www.dmkg.de (Rubrik Neuigkeiten)

Literatur

Therapieleitlinien der DMKG:

- Göbel, H., Diener, H., Grotemeyer, K., Pfaffenrath, V.: Therapie des Clusterkopfschmerzes. Deutsches Ärzteblatt 95, 2760–2769 (1998). Wird gerade überarbeitet, aktueller Text findet sich im Internet unter http://www.dmkg.de
- May, A., Diener, H.: Therapie des Cluster Kopfschmerzes. Medizin im Bild 6, 43–46 (2000)

2.5 Paroxysmale Hemikrakie (ICD10: G43.133, Sonderblatt F)

2

Bei den Wissenschaftlern als Entität sehr umstrittenes Krankheitsbild. Der kopfschmerzerfahrene Praktiker kennt es hingegen recht gut. Bei der paroxysmalen Hemikrakie (kommt überzufällig häufig bei ans Mittelmeer ausgewanderten Anrainern vor, deshalb auch Morbus LasPalmas) scheint im Gegensatz zu all den anderen primären Kopfschmerzsyndromen die psychische Konstitution ursächlich eine Rolle zu spielen. Die Patienten berichten einen plötzlichen (gleichsam anspringenden) streng hemicraniellen, „saugenden" Kopfschmerz (als wenn eine Krake auf dem Kopf säße) von unterschiedlichster Intensität. Bildgebungsstudien sind gescheitert, das EEG ist unspezifisch.

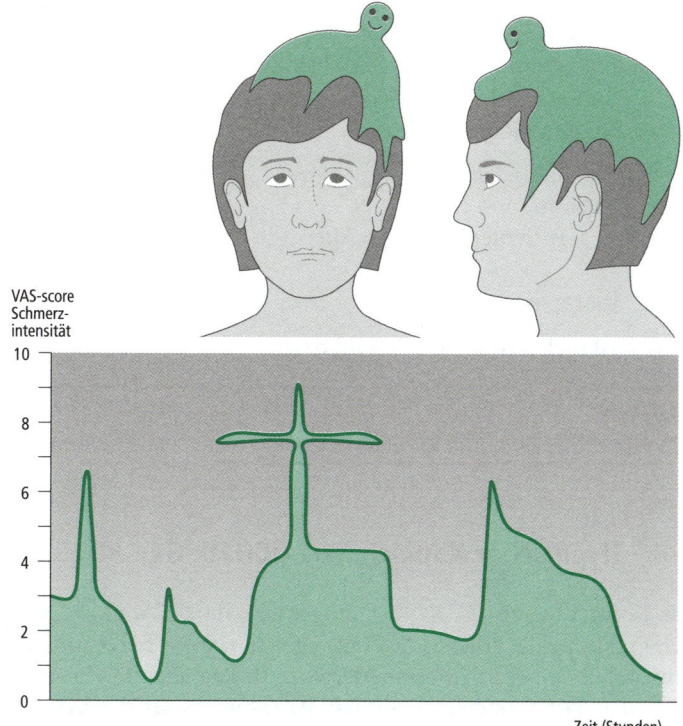

Abb. 2.10 Paroxysmale Hemikrakie: Lokalisation und Schmerzverlauf

2.5.1 Klinik (Abb. 2.10)

- **Art des Schmerzes:** Attackenartiger Kopfschmerz
- **Lokalisation:** Kann praktisch nie genau angegeben werden, meist unilateral, extrem selten holocraniell (Whole Monthy)
- **Charakter:** Drückend, saugend
- **Intensität:** Moderat, wird häufig stärker gefühlt
- **Frequenz:**
  - Unklare Angaben
  - Jeden Tag anders, mitunter bis zu 2–3 Attacken pro Tag
- **Dauer:**
  - Dauer einer Attacke zwischen 30 und 120 Minuten
  - Selten Tage oder auch Wochen andauernd
- **Triggerung:** Nicht eindeutig, eventuell Lebenspartner
- **Autonome Beteiligung:** Auf wiederholte Nachfrage fehlt diese meist
  - Selten aus dem Schlaf heraus auftretend
  - Häufig mit einem Hungergefühl einhergehend

2.5.2 Epidemiologie

- Erstbeschreibung 2002
- Frauen : Männer = 1,25 : 1
- Betrifft v. a. Patienten mittleren Alters (40–50 Jahre)

2.5.3 Therapie

Wirksam ist nichts (der Patient weiß das).

> **Praxistipp**
> Professionell bleiben, freundlich lächeln, ans Wochenende denken.

2.6 Hypnischer Kopfschmerz (ICD10: G44.80)

Diese Kopfschmerzform ist hier aufgeführt, da sie, wiewohl selten, durch ihr streng nächtliches Auftreten, genau wie die TAKs zirkadiane Eigenschaften aufweist. Interessanterweise wirken auch Medikamente, die bei den TAKs eingesetzt werden. Allerdings weist der hypnische Kopfschmerz keine autonomen Symptome auf, weshalb er letztlich nicht zu den TAKs gezählt wird.

2

2.6.1 Klinik

- **Art des Schmerzes:** Attackartiger Kopfschmerz
- **Lokalisation:**
  - Bifrontal
  - Bei ⅓ der Patienten auch einseitig lokalisiert
- **Charakter:** Drückend, bohrend
- **Intensität:** Mittel bis schwer
- **Frequenz:**
  - Klassischerweise einmal nächtlich
  - Extrem selten bis zu 2–3 Attacken
- **Dauer:** Dauer einer Attacke zwischen 30 und 120 Minuten
- **Triggerung:** Nein
- **Autonome Beteiligung:** Typische autonome Symptome fehlen
- **Übrige Charakteristika:** Aus dem Schlaf heraus auftretend, fast immer um die gleiche Uhrzeit

2.6.2 Epidemiologie

- Erstbeschreibung 1988
- Frauen : Männer = 1,8 : 1
- Betrifft v. a. ältere Patienten (40. bis 70. Lebensjahr)

2.6.3 Therapie

Wirksam sind
- Coffein (1 Tasse Kaffee)
- Verapamil
- Lithium
- Indometacin (lediglich in 20–30 % der Fälle)

Praxistipp

Die meist älteren Patienten berichten (oft erst auf Nachfrage) einen praktisch jede Nacht auftretenden Kopfschmerz streng um dieselbe Uhrzeit. Pragmatischerweise empfiehlt man eine Tasse Kaffee; wenn der Kopfschmerz darunter sistiert, ist Verapamil Mittel der Wahl (beginnend mit 1 × 80 mg / d, später sind meist sehr geringe Dosen von 40–80 mg abends ausreichend).

2.7 Idiopathisch stechender Kopfschmerz (ICD10: G44.80)

2.7.1 Einteilung

Man unterteilt den idiopathisch stechenden Kopfschmerz in folgende Formen:

- Icepick-like pain
- Jabs-and-jolts-Syndrom
- Ophthalmodynie
- Carotidynie.

Frühere Bezeichnung: Flüchtiger Kopfschmerz

2.7.2 Klinik

- **Art des Schmerzes:**
  - Paroxysmal auftretend, nur wenige Sekundenbruchteile andauernde Schmerzattacken
  - Einzeln oder in Serien auftretend
- **Lokalisation:**
  - Umschriebene Areale am Kopf betreffend, häufig nicht größer als ein Cent- / Eurostück
  - Vorzugsweise den ersten Trigeminusast betreffend (frontal, orbital, parietal, temporal)
  - Ophthalmodynie: Lanzierende Schmerzen Augeninnenwinkel unilateral
  - Carotidynie: Halsseite, druckschmerzhafte Schwellung unilateral
- **Charakter:** Stechend (stabbing)
- **Intensität:** Leicht bis mittel
- **Frequenz:**
  - 1-mal / Jahr bis 100-mal / Tag auftretend
  - Wiederholt sich in unregelmäßigen Zeitabständen
- **Dauer:** Sekunden bis wenige Minuten
- **Triggerung:** Spontan auftretend, aber auch triggerbar (Eis, kalte Getränke)
- **Autonome Beteiligung:** Keine
- **Übrige Charakteristika:** Bei Jabs and jolts etwas längere Attackendauer als bei Icepick-like pain

2.7.3 Epidemiologie

- Prävalenz 2 %, da selten mit Leidensdruck verbunden unklare Datenlage, Prävalenz daher vermutlich höher
- Oft bei Pat. mit bereits primären KS (Migräne, Spannungskopfschmerzen oder Clusterkopfschmerzen) auftretend

2

2.7.4 Therapie

- I. d. R. nicht behandlungsbedürftig
- Bei hoher und stark beeinträchtigender Attackenfrequenz Indometacin (2×25 bis 2×50 mg/d)

2.7.5 Carotidynie (ICD10: G44.806)

Klinik

- Schmerz einer Halsseite, die auf die ipsilaterale Seite des Kopfes ausstrahlen kann
- Bezogen auf die ipsilaterale A. carotis:
  - Druckempfindlichkeit
  - Schwellung
  - Verstärkte Pulsationen
- Keine morphologische Ursache

Diagnostik

Ausschluss Gefäßdissektion: Doppler, Duplex, ggf. axiales NMR/Angiographie.

Therapie

- I. d. R. nicht notwendig, da meist nach ca. 2 Wochen selbstlimitierend
- Versuch mit Indometacin, ultima ratio: Verapamil (z. B. Isoptin® 3×80 mg/d)

2.8 Gutartige Belastungskopfschmerzen

2.8.1 Einteilung

Zu den gutartigen Belastungskopfschmerzen zählen
- Anstrengungskopfschmerz
- Sexueller Kopfschmerz
- Hustenkopfschmerz

Die Bedeutung der – im Übrigen gar nicht so seltenen – gutartigen Belastungskopfschmerzen ergibt sich aus ihrer wichtigsten Differenzialdiagnose, der Subarachnoidalblutung (SAB). Belastungskopfschmerzen und Subarachnoidalblutung sind sich klinisch sich zum Verwechseln ähnlich: Spontan oder nach körperlicher Anstrengung kommt es zu einem extrem heftigen, einschießenden, mitunter vernichtenden Kopfschmerz „wie ein Tritt in den Kopf", ohne wegweisende vegetative oder autonome Begleitsymptome. Alle gutartigen Belastungskopfschmerzen sind demnach Ausschlussdiagnosen. Treten sie erstmalig auf, sind sie wie eine SAB zu behandeln. Erst nach dem sicheren Ausschluss (CCT, LP, ggf. inklusive einer Angiographie!) kann ein medikamentöser Therapieversuch unternommen werden.

2.8.2 Anstrengungskopfschmerz (ICD10: G44.804)

Weitere Bezeichnungen

- Benigner Kopfschmerz durch körperliche Anstrengung
- Exercise-headache

Klinik

- Holocephaler Kopfschmerz
- Schmerzdauer 5 Minuten bis 24 Stunden
- Klassischerweise direkt durch physische Anstrengung ausgelöst
- Zusätzlich verstärkt bei heißem Wetter und in großer Höhe
- Bei Migränepatienten auch migräneartige Symptomatik

Diagnostik

Ausschluss SAB durch CCT / cerebrales NMR und LP.

Therapie

- Vermeidung starker körperlicher Anstrengung
- Prophylaktische Einnahme von Methysergid, Propranolol (40–200 mg / d) oder Indometacin (50–100 mg / d).

> **Merke**
> Der Begriff „Thunder-Clap Headache" umschreibt die Akuität eines Kopfschmerzes, er steht nicht für eine eigene Kopfschmerzentität und ist somit wenig hilfreich. So kann eine SAB, ein Cluster-Kopfschmerz, ein benigner Hustenkopfschmerz und ein sexueller Kopfschmerz unter dem Begriff „Thunder-Clap Headache" auftreten.

2.8.3 Sexueller Kopfschmerz (ICD10: G44.805)

Einteilung

Der sexuelle Kopfschmerz wird folgendermaßen unterteilt:
- Dumpfer Typ (ICD10: G44.8050)
- Explosiver Typ (ICD10: G44.8051)
- Haltungsabhängiger Typ (ICD10: G44.8052)

Frühere Bezeichnungen lauten
- Benigner Orgasmuskopfschmerz
- Koituscephalgie

Klinik

- Der Kopfschmerz wird durch sexuelle Erregung hervorgerufen und durch körperliche Aktivität während des Geschlechtsverkehrs oder der Masturbation verstärkt
- Höhepunkt der Schmerzen während des Orgasmus
- I. d. R. holocephaler Schmerz unterschiedlichen Charakters (Tab. 2.19)

Tab. 2.19 Sexueller Kopfschmerz

	Dumpfer Typ	Explosiver Typ	Haltungs-abhängiger Typ
Relative Häufigkeit	24 %	69 %	7 %
Charakteristika	Dumpfer Schmerz Hinterkopf und Nacken betont Charakter und Verlauf ähnlich dem Spannungs-KS	Plötzlicher, explosionsartiger KS zum Zeitpunkt des Orgasmus Selten auch mit vegetativen Begleitsymptomen	In senkrechter Position auftretender KS Entsteht nach dem Orgasmus und persistiert u. U. für Wochen Charakter und Verlauf ähnlich dem Liquorunterdruck-KS
Pathophysiolog. Theorie	Muskuläre Verspannung bzw. Gefäßerweiterung	Hämodynamisch, Blutdruckanstieg	Passageres Liquorleck oder alterierte cerebrale Autoregulation bzw. Neurotransmission

Epidemiologie

- Lebenszeitprävalenz 1 %
- Männer : Frauen = 4 : 1
- Bei 47 % der Patienten Migräne oder Spannungskopfschmerzen in der Vorgeschichte
- Arterielle Hypertonie als relativer Risikofaktor

Diagnostik

Ausschluss SAB, Meningitis, Tumor, AV-Malformation (CCT, NMR cranio-cervicaler Übergang, LP mit Druckmessung).

2

Therapie

Medikamentöse Therapie

- Einnahme von bis zu 1000 mg ASS eine Stunde vor dem Geschlechtsverkehr ↑
- Langfristig: prophylaktische Einnahme von
  - Propranolol (40–200 mg/d), Mittel der ersten Wahl (EBM-Kriterien: ↑↑)
  - Indometacin (50–100 mg/d)
  - Diltiazem (3 × 60 mg/d)
  - Methysergid

2.8.4 Benigner Hustenkopfschmerz (ICD10:G44.803)

Klinik

- Holocephaler Schmerz
- Dauer ca. 1 Minute
- Exklusiv durch Husten auslösbar
- Plötzlich auftretend

Diagnostik

Ausschluss Tumor in der hinteren Schädelgrube, cranio-cervicale Übergangsanomalien und Liquorzirkulationsstörungen durch CCT, NMR mit cranio-cervicalem Übergang, ggf. LP mit Liquordruckmessung.

Cave
Häufig ist der Hustenkopfschmerz initiales Symptom bei organischen Erkrankungen wie
- Arnold-Chiari-I-Malformation
- Dissektion der A. carotis interna
- Raumforderungen in der hinteren Schädelgrube
- Cerebrale Aneurysmen
- Obstruktionen der Liquorpassage
- Arachnoiditis

Therapie

- Vermeiden starken Hustens
- Indometacin-Versuch, niedrigdosierte β-Blocker
- Ultima ratio: Liquorpunktion

2.8.5 Wichtige Adressen

Selbsthilfegruppe

Bundesverband dt. Schmerzhilfe
Sietwende 20
21720 Grünendeich
Tel.: 04142-81 04 34
Fax: 04142-81 04 35.

Internetadressen

- Internetportal der Deutschen Migräne- und Kopfschmerzgesellschaft (DMKG) http://www.dmkg.de (Kopfschmerzexperten und Adressenlisten, Kliniklisten, News und Links)
- Aktuelle Literatur
  http://www.kopfschmerz-news.de

3

Sekundäre Kopfschmerz- syndrome

3.1 Einteilung

Zu den **sekundären Kopfschmerzsyndromen** zählen u. a.
- Medikamenteninduzierter Kopfschmerz
  - Kopfschmerz als Nebenwirkung
  - Analgetikainduzierter Kopfschmerz
- Cervicogener Kopfschmerz
- Postpunktioneller Kopfschmerz und Liquorunterdrucksyndrome
- Dialysekopfschmerz
- Posttraumatischer Kopfschmerz
- Cranio-cervicale Übergangsanomalien

Potenziell gefährliche sekundäre Kopfschmerzen sind
- Subarachnoidalblutung (SAB)
- Gefäßdissektionen
- Sinusvenenthrombose
- Hypertensiver Kopfschmerz
- Meningitis
- Riesenzellarteriitis
- Pseudotumor cerebri
- Gehirntumor
- Subdurales / epidurales Hämatom

Zu den **subakuten sekundären Kopfschmerzsyndromen** zählen
- Kopfschmerz durch äußeren Druck
- Kältebedingter Kopfschmerz
- Hypoxischer Kopfschmerz
- Retropharyngeale Tendinitis

3.2   Diagnostisches Vorgehen

3.2.1   Anamnese

Eine ausführliche Anamnese liefert die wertvollsten Hinweise auf die Ätiologie der Kopfschmerzen. Ist die Anamnese typisch für ein primäres Kopfschmerzsyndrom und ist die neurologische Untersuchung normal, liegt die Wahrscheinlichkeit einer durch apparative Untersuchungen fassbaren morphologischen Ursache bei etwa 0,2 %.

Warnsymptome

Angaben zum Beginn der KS

- Erstmanifestation nach dem 50. Lebensjahr
- Plötzlicher Beginn
- Beginn der KS unter bestimmten Umständen (z. B. Anstrengung)

Angaben zum Verlauf der KS

- Schlagartig sich entwickelnde KS von nie gekannter Intensität
- Veränderung oder Verschlechterung der bekannten KS-Symptomatik
- Ein für die Diagnose eines primären KS untypischer Schmerzcharakter oder -verlauf
- Zu häufige, zu lange oder untypische Auren

Angaben zur allgemeinen Symptomatik der KS

- Länger anhaltende neurologische Begleitsymptomatik (z. B. sensomotorische Ausfälle)
- Epileptische Anfälle
- Bewusstseinstrübung, Bewusstlosigkeit
- Neuropsychologische Auffälligkeiten, wie kognitive oder mnestische Defizite, Müdigkeit
- Fieber / Infekt

Angaben zur bisher ausgeübten Therapie bereits vorhandener KS

- Ein seit Jahren bestehender KS und gut behandelbarer Kopfschmerz wird therapierefraktär

Anamnestische Wegweiser (Tab. 3.1)

Faustregel!
Eine rasche Kopfschmerzentwicklung erfordert Handeln, eine langsame Kopfschmerzentwicklung erfordert Zeit.

Tab. 3.1 Anamnestische Wegweiser bei der Diagnostik sekundärer Kopfschmerzsyndrome

Symptom	Differenzialdiagnose
Morgendliches Erbrechen	Tumorkopfschmerz Hypertoniekopfschmerz
Erstmaliges Auftreten von KS in hohem Lebensalter	Subdurales Hämatom Arteriitis temporalis Hypertoniekopfschmerz, evtl. auch durch Einnahme von Calciumantagonisten Hirninfarkt Hirndruck
Abgeschlagenheit und Fieber mit belastungsabhängigen KS	Encephalitis Meningitis
Epileptische Anfälle oder neurologische Defizite	Blutung Abszess Tumor Ischämie (Embolie)
Peitschenartiger plötzlicher KS-Beginn mit reißendem Charakter	Gefäßdissektionen
Explosionsartig beginnender KS mit heftiger Intensität	SAB
Dumpf drückende KS mit Neigung zu epileptischen Anfällen	Sinusvenenthrombose

3.2.2 Apparative Zusatzuntersuchungen

Eine seit 20 Jahren bestehende Migräne stellt zwar eine Herausforde-rung, i.d.R. jedoch kein Problem dar. Bei vielen Syndromen mit dem Leitsymptom Kopfschmerz besteht genügend Zeit, um sich mit erfah-reneren Kollegen bezüglich einer apparativen Zusatzuntersuchung zu besprechen. Keinesfalls darf z.B. eine Bildgebung zum Reflex werden; auch wird ein guter Arzt eine „Verteidigungsmedizin" vermeiden. Was aber macht man nachts oder im Notdienst, welches sind verlässliche Parameter für die Gut- oder Bösartigkeit von Kopfschmerzen?

Generell ist zu sagen, dass ein EEG, Doppler, Labor, LP und EVOPs ausschließlich weiterführen werden, wenn ein konkreter Verdacht be-steht. Zum Ausschluss einer symptomatischen Ursache sind sie unge-eignet. Somit bleiben CCT und cranielles MR. Wenn man in der Not-aufnahme von 2000 Patienten mit dem Leitsymptom akuter Migräne-kopfschmerz und normalem neurologischen Status ein CCT macht, werden 4 Patienten (0,2 %) eine intracranielle pathologische Befunde aufweisen. Bei Patienten mit normalem neurologischen Status und akutem Kopfschmerz, der nicht einer typischen Migräneattacke ent-spricht, werden ebenfalls 0,2 % der Patienten einen intracraniell patho-logischen Befund aufweisen. Ist der neurologische Befund auffällig oder treten Symptome auf, die für primäre Kopfschmerzsyndrome untypisch sind (epileptischer Anfall, mnestische Störungen oder Persönlichkeits-änderungen, Fieber, Meningismus etc.) steigt die Wahrscheinlichkeit eines positiven Befundes durch die Bildgebung dramatisch.

Faustregel!
Die wichtigste apparative Zusatzuntersuchung bei dem Leitsymptom „akuter Kopfschmerz" ist die Untersuchung mit dem Reflexhammer.

Als Begleiterscheinung der Computer- oder Kernspintomographie werden durch bessere Bildqualität zunehmend Zufallsbefunde ohne klinischen Belang diagnostiziert.

Prinzipiell gibt es von da aus zwei Wege, die beschritten werden können:

- Im positiven Fall wird die Harmlosigkeit erkannt und der Patient darüber aufgeklärt
- Im zweiten, nicht seltenen Fall werden unspezifische Befunde zur Kopfschmerzursache erklärt und eine weitere Abklärung veranlasst

Letzteres gilt insbesondere für die in der Kernspintomographie bei Kopfschmerzpatienten überdurchschnittlich häufig vorkommenden „white matter lesions". Diese Kopfschmerzpatienten werden meist als vaskuläre Risikogruppe oder MS-Patienten eingestuft und behandelt. Neben dem hohen finanziellen Aufwand führt diese Praxis zu einer erheblichen Verunsicherung der Patienten bis hin zu invasiven diagnostischen und falschen therapeutischen Maßnahmen.

Dessen ungeachtet hat jeder Patient mit Kopfschmerzen das Recht auf eine bildgebende Untersuchung. Diese sollte einmalig erfolgen und die Bilder mit dem Patienten besprochen werden. Bei begründetem Verdacht macht es Sinn, zwei Bildgebungsmodalitäten zu verbinden: Ein natives CCT der Schädelbasis mit Knochenfenster (Mittel der Wahl für destruktive Prozesse) und ein cranielles Kernspintomogramm mit Kontrastmittel (Gadolinium), bei dem darauf zu achten ist, dass der cranio-cervicale Übergang erfasst ist.

Merke

Während bei schon langjährig bestehenden, konstanten und nach den Kriterien der IHS gut einordenbaren primären Kopfschmerzen eine cranielle Bildgebung i. d. R. nicht erforderlich ist, sollte sie in den folgenden Fällen erfolgen:

- Erstmanifestation einer Kopfschmerzerkrankung
- Atypischer klinischer Verlauf
- Zunehmende Schmerzintensität oder sich ändernder Schmerzcharakter
- Zusätzliches Auftreten neurologischer Symptome / Ausfälle
- Angst des Patienten vor schwerwiegenden zugrundeliegenden Erkrankungen, wie z. B. Tumoren u. a.

3.3 Substanz- und medikamenteninduzierte Kopfschmerzen

3.3.1 Einteilung

- Akut ausgelöster Kopfschmerz
- Chronisch induzierter Kopfschmerz / Kopfschmerz durch Analgetikaentzug

3.3.2 Akut ausgelöster KS (ICD10: G44.40)

Charakteristika

- Nach einmaliger Einnahme bestimmter Substanzen
- Auftreten der Kopfschmerzen innerhalb eines bestimmten Zeitfensters (wenige Stunden)
- Verschwinden der Symptome nach Absetzen der Substanzen
- Regelmäßiges Wiederauftreten der KS nach erneuter Einnahme derselben Substanz
- Bereits bei Minimaldosis; bei Überdosierungen treten bei den meisten Substanzen zusätzliche NW auf
- Durch Substanzen ausgelöst, die normalerweise keine Abhängigkeit erzeugen

Beispiele

- Nitrite, Nitrate (ICD10: G44.400)
Frühere Bezeichnung: Hot-Dog-Kopfschmerz
- Kohlenmonoxid, Alkohol (ICD10: G44.402)
- Calciumantagonisten, β-Blocker, Indometacin, Cimetidin (ICD10: G4.408)
- Glutamat-Natriumsalz (ICD10: G44.401)
Frühere Bezeichnung: China-Restaurant-Syndrom
Begleitend zum Kopfschmerz treten hier folgende Symptome auf:
  - Druckgefühl in der Brust / im Gesicht
  - Brennende Missempfindungen an Hals, Schulter
  - Hitzegefühl, Rötung im Gesicht
  - Schwindel
  - Abdominelle Beschwerden

3.3.3 Chronisch induzierter KS und Kopfschmerzen durch Arzneimittelentzug (ICD10: G44.41)

Charakteristika

- Nach täglicher / annähernd täglicher Einnahme bestimmter Substanzen über einen längeren Zeitraum
- KS an mindestens 15 Tagen im Monat
- Auftreten der KS bereits wenige Stunden nach Absetzen (24−48 Stunden)
- Besserung der KS nach erneuter Einnahme (innerhalb 1 Stunde)
- Verschwinden der KS ca. 4 Wochen nach Absetzen der Substanzen

Beispiele

Die angegebenen Mindestdosierungen sind ungefähre Richtwerte. Validierte und kontrollierte Studien zu diesem Thema gibt es weder zur mindestens nötigen Dosierung noch zum mindestens nötigen Zeitraum. Der eigentliche Beweis ist das Sistieren der Kopfschmerzen nach Absetzen der Substanzen.

Folgende Substanzen können einen chronischen Kopfschmerz induzieren:

- Analgetika (ICD10: G44.410)
  Mind. 50 g Aspirin o. ä. pro Monat
- Barbiturate
  - Mind.100 Tabletten einer Kombination mit Barbituraten / Narkotika
  - > 850 mg / Monat Barbiturate / Tranquilizer
- Ergotamin (ICD10: G44.412)
  Über mindestens 3 Monate Einnahme von mind.
  - 2 mg/d oral (1 mg/d rektal)
  - 4–6 mg / Woche
  - > 20 mg / Monat über mind. 3 Monate
- Triptane
  ½ bis 1 Tagesdosis / d (oral), entsprechend 15–30 Tabletten / Monat
- Kombinationspräparate
  1–6 Dosierungen, entsprechend 15–30 Tabletten / Monat
- Codein, andere Opiate (ICD10: G44.83)
  > 250 mg / Monat

- Serotonin-Agonisten, toxische Substanzen in Landwirtschaft/Industrie, Glucocorticoide, Antihistaminika, Antikonvulsiva (ICD10: G44.418)
- Nach Coffein
  - Bereits nach etwa 15 g/Monat, entsprechend 3–4 Tassen/d
  - Innerhalb von 24 Stunden nach Entzug auftretend
  - Nach 100 mg Coffein wieder Beschwerdefreiheit

Faustregel!
Die chronische Einnahme von Substanzen oder der Entzug von Substanzen ist wahrscheinlich die Ursache der Kopfschmerzen, wenn eine regelmäßige Einnahme dieser Substanzen besteht. Wir benutzen das Wort regelmäßig, wenn an mindestens jedem 2. Tag des Monats mindestens 1 Tablette dieser Substanz eingenommen wird.

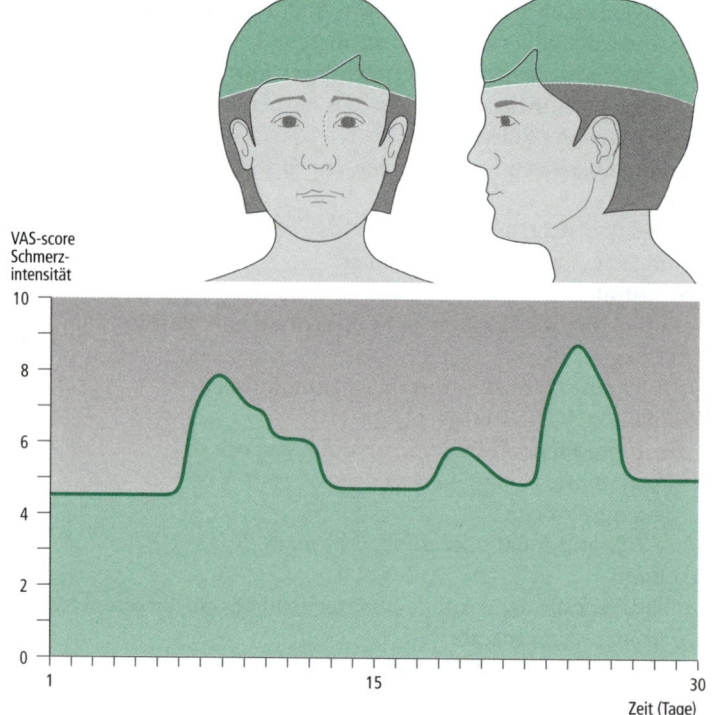

Abb. 3.1 Arzneimittelinduzierter Kopfschmerz: Lokalisation und Schmerzverlauf

3

Klinik (Abb. 3.1)

- **Art des Schmerzes:** Dumpf drückender, diffuser Schmerzcharakter
- **Lokalisation:** Holocraniell
- **Frequenz / Dauer:**
  - Morgens beim Aufstehen bereits vorhanden
  - I. d. R. den ganzen Tag lang anhaltend
- **Triggerung:** Durch körperliche Anstrengung verstärkt
- **Vegetative Begleitsymptome:** Kaum vorhanden

> **Merke**
> Aufgrund der häufig begleitenden primären KS-Erkrankung, wie z. B. Migräne, sind die täglichen substanzinduzierten Kopfschmerzen mitunter von zusätzlichen Migräneattacken superponiert. Tatsächlich imponiert die Klinik meist wie eine Mischung aus Migräne und Spannungskopfschmerzen.

Prädisponierende Faktoren

- **Konstitutionell somatische Faktoren:**
  - Präexistente Kopfschmerzerkrankung, v. a. Migräne
  - Kopftrauma, HWS-Schleudertrauma (oft vor > 20 Jahren)
  - Positive Familienanamnese
- **Psychische Einflüsse:**
  - Schmerzerwartungsangst
  - Angst, sozialen Situationen fern bleiben zu müssen
  - Angst, nicht leistungsfähig zu sein
- **Erfahrungswerte:**
  - Empfehlungen des Arztes, die Medikamente so früh wie möglich zu nehmen
  - Verschreibungsverhalten des Arztes

> **Cave**
> Jegliche prophylaktische Therapie ist wirkungslos, solange ein regelmäßiger Analgetikakonsum besteht.

Epidemiologie

Prävalenz

- Ca. 5–10 % aller KS-Patienten
- Ca. 0,5–1 % der Migränepatienten
- Ca. 0,3–0,5 % der Patienten mit Spannungskopfschmerz

Geschlechtliche und Altersverteilung

- Frauen : Männer = 3–5 : 1
- Mittleres Alter (30.–50. Lebensjahr)

Verlauf

- Meist erst nach Jahren des Abusus
- Jedoch auch bereits nach 4 Wochen konsequent täglicher Einnahme von Schmerzmitteln möglich

Therapie

Allgemeinmaßnahmen

- Dem Patienten den kausalen Zusammenhang zwischen den Kopfschmerzen und der Medikamenteneinnahme erklären
- Den Patienten motivieren: Er muss den Entzug wollen
- Den Patienten ein KS-Tagebuch über mind. 4 Wochen mit Registrierung der eingenommenen Medikamente führen lassen.
- Entscheidung über stationären oder ambulanten Entzug

Ein **ambulanter Versuch** ist evtl. möglich und indiziert bei
- Kurzfristigem Substanzabusus
- Hoher Motivation des Patienten
- Mithilfe durch Familie / Freunde
- Einnahme von Analgetika ohne psychotrope Substanzen oder Opioide

Ein **stationärer Aufenthalt** zum Zwecke des Entzugs (4–14 Tage) ist v. a. indiziert bei
- Mehreren erfolglosen ambulanten Entzügen
- Langjährigem Substanzabusus und Dauerkopfschmerz

- Zusätzlicher Einnahme von psychotropen Substanzen oder Opioiden/Opiaten
- Hohem Leistungsanspruch und Versagensangst des Patienten
- Ausgeprägter Begleitdepression
- Mangelndem sozialen Netz

Klinische bzw. medikamentöse Therapie

- Absetzen der Substanzen
  - Abruptes Vorgehen bevorzugen
  - Ausschleichen der Medikation bei Sedativa und Tranquilizern (über 1–3 Wochen; alle 10 Tage um 25 %)
- Bei wiederkehrendem Kopfschmerz (meist nach 3–5 Tagen) nach Möglichkeit keine Überbrückungsmedikation einsetzen
  - Möglich sind folgende Maßnahmen:
    Symptomatisch Eisbeutel/-kompressen
    Naproxen 500 mg/d (1–0–1) über 5 Tage
    Valproat 1200 mg/d (3 × 400 mg), einschleichend dosieren
  - Nicht die Substanzen geben, die man entziehen will
  - Keine Triptane, Mutterkornalkaloide, zentral wirksamen Analgetika, Opioide/Opiate
- Bei vegetativen oder ähnlichen Begleiterscheinungen:
  - Antiemetika, z.B. Metoclopramid 10 mg, 1–0–1
  - Flüssigkeitssubstitution per infusionem (Exsikkose verstärkt den Kopfschmerz)
  - Bei erforderlicher Sedierung: Melleril retard 30–60 mg
- Eventuell begleitend auch spezifische verhaltenstherapeutische Behandlungsstrategien, z.B.
  - Stressbewältigungstraining
  - Progressive Muskelrelaxation nach Jacobson

Praxistipp
- Bei Patienten mit zusätzlicher Migräne eventuell schon vor Entzugsbeginn β-Blocker verabreichen (hierdurch auch Bekämpfung vegetativer Entzugssymptome)
- Bei Patienten mit zusätzlichen Spannungskopfschmerzen eventuell mit Beginn des Entzugs Gabe von Amitriptylin sukzessive aufdosiert bis 75 mg (0–0–0–1) täglich

---

Betreuung nach dem Entzug

- Aufklärung auch des Lebenspartners über Ursprung, Entstehungsweise und Selbstunterhaltung der medikamenteninduzierten Kopfschmerzen
- Empfehlung an den Patienten, Grenzwertdosierungen zukünftig nicht zu überschreiten (Faustregel: Nicht mehr als zweimal pro Woche KS-Medikamente einnehmen)
- Mischpräparate, gerade solche mit psychotropen Substanzen, zukünftig vermeiden
- Prophylaxe einsetzen, allerdings erst nach Entzug
- Anfangs 2–4 Besuche des Patienten in der KS-Ambulanz

Prognose

> **Definition Erfolg = Besserung der Kopfschmerzfrequenz und -dauer um mehr als 50 % von der Ausgangssituation.**

Erfolgsquote

- Bei Entlassung
  - Über 75 % der Patienten sind nach der Entlassung kopfschmerzfrei, ca. 20 % gebessert, bei nur ca. 5 % persistieren die Schmerzen
  - Prophylaktische Behandlung unmittelbar nach Medikamentenentzug steigert die Erfolgsrate auf ca. 85 %
- Nach bis zu 5 Jahren:
  Bis zu 40 % der Patienten werden wieder rückfällig

Prädiktoren

Günstige Prädiktoren sind
- Kurzer Abusus
- Geringe Menge der eingenommenen Substanz
- Migräne als primärer KS

Ungünstige Prädiktoren sind
- Mangelnde Einsichtsfähigkeit
- Täglich Kopfschmerzen über einen Zeitraum von mindestens 5 Jahren
- Chronischer Spannungskopfschmerz als primäre Erkrankung

- Kombination mit Benzodiazepinen
- Sekundärer Krankheitsgewinn
- Mehrmals erfolglose Selbstentzüge
- Mangelndes soziales Netz oder Unterstützung

3.3.4 Wichtige Adressen

3

Selbsthilfegruppe

Bundesverband dt. Schmerzhilfe
Sietwende 20
21720 Grünendeich
Tel.: 04142-81 04 34
Fax: 04142-81 04 35.

Internetadressen

- Internetportal der Deutschen Migräne- und Kopfschmerzgesellschaft (DMKG)
  http://www.dmkg.de (Kopfschmerzexperten und Adressenlisten, Kliniklisten, News und Links)
- Aktuellste Literatur http://www.kopfschmerz-news.de

Literatur

- **Therapieleitlinien der DMKG**
  Haag, G., Baar, H., Grotemeyer, K. H., Pfaffenrath, V., Ribbat, M. J., Diener, H. C.: Prophylaxe und Therapie des medikamenteninduzierten Dauerkopfschmerzes. Nervenheilkunde 17, 1–4 (1999)
- **Empfehlungen zur Selbstmedikation**
  Göbel, H., Soyka, D., Ziegler, A., Diener, H.: Selbstmedikation bei Migräne und Kopfschmerz vom Spannungstyp. Deutsche Apotheker Zeitung 9, 17–32 (1995)
  Wird gerade überarbeitet und ist 2003 unter www.dmkg.de erhältlich

3.4 Cervicogener Kopfschmerz (ICD10: G44.841)

3.4.1 Weitere Bezeichnung

Kopfschmerz durch biomechanische Funktionsstörung der HWS.

3.4.2 Klinik

- **Art des Schmerzes:**
  - Fluktuierender Dauerschmerz
  - Mitunter auch Schmerzattacken variabler Dauer (Stunden bis Tage oder Wochen)

- **Lokalisation:**
  - Streng einseitig, ohne Seitenwechsel
  - Schmerzausstrahlung von occipital nach fronto-temporal

- **Charakter:** Dumpf ziehend oder bohrend stechend

- **Intensität:**
  - Mittel
  - Fluktuierend

- **Triggerung:** Obligat Schmerzprovokation durch Kopfbewegung oder Druck auf Triggerpunkte (bes. ipsilateral über dem Austritt der C2-Wurzel paravertebral)

- **Vegetative Begleitsymptome:** Nur gelegentlich auftretende und / oder nur mäßig ausgeprägte Phänomene während der Attacken:
  - Übelkeit
  - Phono- und Photophobie

- **Übrige Charakteristika:**
  - Widerstand / Bewegungseinschränkung der HWS bei Prüfung der passiven Beweglichkeit
  - Veränderung von Struktur, Kontur und Tonus der Halsmuskulatur
  - Erhöhte Schmerzempfindlichkeit der Halsmuskulatur
  - Nicht radikuläre Schmerzen in Arm und Schulter
  - Seltener: Schluckbeschwerden, Kloßgefühl im Hals, Schwindel, Benommenheit, ipsilaterales „Verschwommensehen", ipsilaterales periokuläres Ödem

- **Radiologische Charakteristika:**
  - Störung der Beweglichkeit der HWS bei Flexion / Extension
  - Abnorme Haltung der HWS
  - Sehr selten eindeutig pathologische Zeichen, wie z. B. Frakturen, Fehlbildungen, Tumore, entzündliche Prozesse

3

> **Merke**
> Der cervicogene Kopfschmerz ist streng definiert und selten. Häufig führt allein die Lokalisation eines nuchal bzw. occipital betonten Kopfschmerzes zur fälschlichen Diagnose eines „HWS-Kopfschmerzes" (z. B. bei einer nach den IHS-Kriterien definierten Migräne in 40–60 % der Fälle). Ähnliches gilt für nuchal betonte Spannungskopfschmerzen.

Viele fälschlicherweise verwendete alternative Bezeichnungen werden als Synonyme missverstanden und dienen der Begriffsverwirrung:
- HWS-Syndrom
- Cervicocephales Syndrom
- Cervicale Migräne
- Vertebragener KS
- Spondylogener KS
- Occipitales Myalgie-Neuralgie-Syndrom

3.4.3 Diagnostik

> **Merke**
> - Häufig verschwindet der Kopfschmerz nach Infiltrationsblockade der ipsilateralen C2-Wurzel
> - Röntgenologische Auffälligkeiten, wie degenerative Veränderungen der HWS (Spondylose, Osteochondrose) sind zu unspezifisch, daher nicht ausschlaggebend und helfen i. d. R. nicht weiter

3.4.4 Differenzialdiagnosen (Tab. 3.2)

Weitere Ursachen für cervicogene symptomatische Kopfschmerzen sind
- Übergangsanomalien (Arnold-Chiari-Syndrom, AV-Malformationen)
- Rheumatoide Arthritis
- Cervicale Myelopathie
- Knöcherne Tumore
- Basiläre Impression
- Atlanto-axiale Subluxation

Tab. 3.2 Differenzialdiagnose des cervicogenen Kopfschmerzes

Differenzialdiagnose	Abgrenzung zum cervicogenen Kopfschmerz
Migräne	Attacken lassen sich i. d. R. besser abgrenzen Dauer sehr viel länger Vegetative Begleitsymptome Keine mechanische Auslösbarkeit durch Druck auf entsprechende Triggerpunkte
Spannungskopfschmerz	Holocephaler Schmerz Keine einschießende Schmerzkomponente Keine Schmerzprovokation durch Kopfbewegung Keine Bewegungseinschränkung der HWS
Posttraumatischer KS	Trauma in der Anamnese Selten streng einseitig Nicht triggerbar
Hemicrania continua	Keine einschießende Schmerzkomponente Keine Schmerzprovokation durch Kopfbewegung Therapie: Sicheres Ansprechen auf Indometacin
Atypischer Gesichtsschmerz	Gelegentlich die Seite wechselnd Ausbreitungsgebiet vorwiegend in V2 / V3 Ausstrahlend in Wangen, Kiefer, Hals, Ohren Keine Triggerpunkte zur mech. Provokation Oft vorangegangene Operationen im Gesicht
Occipitalisneuralgie	Neuralgiformer Schmerz Meist begleitend Hyp- oder Dysästhesie im Bereich des N. occipitalis major / minor Therapie: Carbamazepin
Gefäßdissektion (A. vertebralis, A. carotis)	Bei Carotisdissektion oft auf der ipsilateralen Seite Horner-Syndrom (Miosis, Ptosis, Enophthalmus) Bei Vertebralisdissektion: Basale Hirnnerven (Doppelbilder, Dysarthrie, Schluckstörung) Evtl. neurologische Herdsymptome
Cluster-Kopfschmerz	Extreme Schmerzintensität Kürzere, v.a. nachts auftretende Attacken Triggerbar durch Alkohol Autonome Begleitsymptome Therapie: O_2, Sumatriptan s. c.
Chronisch paroxysmale Hemicranie	Sehr häufige und kurze Attacken Autonome Begleitsymptome Therapie: Obligat Indometacin

3.4.5 Epidemiologie

Prävalenz

4–5 % aller Patienten mit dem Leitsymptom Kopfschmerz.

Geschlechtliche Verteilung

Frauen sind häufiger als Männer betroffen.

3

Verlauf

- Nicht selten Schädel- oder HWS-Trauma in der Anamnese
- Bei 8 % aller Beschleunigungsverletzungen der HWS kommt es zu einem cervicogenen KS

3.4.6 Therapie

Mittel erster Wahl sind NSAID; ggf. ist eine Halskrause für 10 Tage anzulegen.

Mittel zweiter Wahl ist die C2-Blockade mit Lokalanästhetikum (Bupivacain 0,25 % oder 0,5 %).

Mittel dritter Wahl ist ein Therapieversuch mit Gabapentin (bis 2400 mg / d) oder Amitriptylin (bis 100 mg / d).

Cave

Im Akutstadium sind weder physikalische bzw. manualtherapeutische Verfahren (Entblockierungen) noch operative Interventionen (mikrochirurgische Bandscheiben-Operationen, Fusionen, Neurolysen, Facettendenervationen, vaskuläre Dekompressionen, etc.) indiziert.

Merke

- Ergotamine oder Triptane helfen normalerweise nicht oder nicht ausreichend. Indometacin kann zum Ausschluss trigemino-autonomer Kopfschmerzerkrankungen versucht werden
- Die Infiltrationen haben im Wesentlichen diagnostischen Wert. Der therapeutische Nutzen wird stark eingeschränkt durch
  - Potenzielle Risiken und Nebenwirkungen
  - Die meist kurze Wirkdauer mit häufigen Schmerzrezidiven
  - Technische Schwierigkeiten bei der Durchführung

3.5 Postpunktioneller Kopfschmerz (ICD10: G97.0) und Liquorunterdrucksyndrome

Jeder Neurologe kennt diesen Kopfschmerz. Er ist streng an die Lagerung gebunden und dementsprechend leicht zu behandeln. Neue Punktionstechniken machen ihn darüber hinaus selten. Klinische Bedeutsamkeit erhält er v. a. durch die seltenen (und manchmal auch spontan auftretenden) Liquorunterdrucksyndrome. Diese können klassischerweise vor der Lumbalpunktion mittels kontrastmittelunterstütztem NMR (meningeale Anreicherung, Erweiterung der cervicalen Venen) dargestellt und mittels Blutpatch therapiert werden.

3.5.1 Klinik

- **Art des Schmerzes:**
  - Dauerschmerz, keine Attacken
  - Tritt meist 24–48 Stunden post punctionem ein, spätestens nach 14 Tagen
- **Dauer:**
  - Hält durchschnittlich bis zu 4 Tage an, evtl. aber auch über 3 Wochen bis zu 1 Jahr
  - Selbstlimitierend
- **Lokalisation:** Oft occipital oder frontal lokalisiert, aber auch holocephal
- **Charakter:**
  - Dumpf-ziehend, in der Tiefe empfunden
  - Streng lageabhängig: Er tritt innerhalb von 15 Minuten nach Einnehmen einer aufrechten Position auf und bessert sich innerhalb von 30 Minuten nach dem Hinlegen
- **Intensität:** Leicht bis unerträglich
- **Vegetative Begleitsymptome:** Übelkeit, Erbrechen
- **Übrige Charakteristika:**
  - Begleitend Nackenschmerzen, -steifigkeit
  - Rückenschmerzen
  - Tinnitus
  - Sehstörungen

3.5.2 Epidemiologie

Prävalenz

- Die Angaben über die absolute Häufigkeit schwanken sehr stark
- Publiziert sind heterogene Patientenkontingente bei bekannten Einflussfaktoren wie Punktionsart (traumatisch / atraumatisch), Nadelgröße, Länge der anschließenden Bettruhe, usw.

3

Geschlechtliche Unterschiede

- Zusammenhang mit dem Geschlecht ist umstritten und derzeit nicht belegt
- Klinische Erfahrungen lassen eine höhere Inzidenz unter weiblichen Patienten vermuten (genetische Disposition zur Migräne)

Verlauf

- Zusammenhang mit dem Alter wird kontrovers diskutiert
- Ab dem 60. Lebensjahr geringere Inzidenz postpunktioneller KS

3.5.3 Therapie

Akuttherapie

Allgemeinmaßnahmen

- Bettruhe
- Betreuung und Aufklärung des Patienten zur Vermeidung einer Chronifizierung über
  - Entstehungsweise der Kopfschmerzen
  - Gute Behandelbarkeit der Schmerzen
  - Nichtauftreten von Folgeschäden

Medikamentöse Therapie

- Mittel erster Wahl:
  - ASS (500–1000 mg / d)
  - Paracetamol (500–1500 mg / d)
  - Metamizol (4 × 1 g / d)

- Mittel zweiter Wahl:
  - Theophyllin
  - Coffein
  - ACTH
  - Sumatriptan

Merke
- Die genannten Substanzen der speziell medikamentösen Therapie sind in ihrer Wirksamkeit klinisch nicht ausreichend gesichert
- Theophyllin ist zu bevorzugen, Coffein zeigt eine hohe Inzidenz von wiederkehrenden Kopfschmerzen, ACTH hat z. T. komplexen Einfluss auf hormonelle Steuerkreise

Invasive Therapie

Als invasive Therapie kommt der **epidurale blood patch** in Frage. Die Methode wurde 1987 erstmals beschrieben (Gerig).
Dabei wird autolog entnommenes Venenblut (5–10 ml) über 3–5 Segmente zu je 1,5–2 ml nach LP in den Epiduralraum injiziert.

Erfolgsrate:
- 90 % durchschnittliche Erfolgsrate nach der Erstpunktion
- 97–98 % nach der Zweitpunktion

Folgende Nebenwirkungen sind beschrieben
- Leichte Nebenwirkungen
  - Rückenschmerzen
  - Lokaler Druckschmerz
  - Passagere Parästhesien
  - Radikuläre Symptomatik
  - Abdominelle Schmerzen
  - Temperaturanstieg

- Schwere Nebenwirkungen (extrem selten)
  - Epiduraler Abszess
  - Adhäsive Arachnoiditis
  - Subdurales spinales Hämatom
  - Obliteration des Epiduralraums.

Prophylaxe

Verwendung geeigneter Nadeln bei der LP
- Atraumatische Nadeln
- Nadeln mit schmalem Durchmesser

3

> **Merke**
> Der Größe der verwendeten Nadel und der Art der Punktion kommt eine entscheidende Bedeutung zur Prävention von postpunktionellen Kopfschmerzen zu. Sowohl die Verwendung der dünnen Quincke-Nadel als auch die atraumatischen Punktionsverfahren zeigen eine sehr niedrige Rate von postpunktionellen Kopfschmerzen.

3.6 Dialysekopfschmerz (ICD10: G44.882, ätiol.: Y84.1)

Hierbei handelt es sich um eine extrem seltene Kopfschmerzform, die jedoch für den einzelnen Patienten katastrophale Folgen haben kann. Eine Behandlung mit ACE-Hemmern hilft einzelnen Patienten durchschlagend, weshalb diese Kopfschmerzform hier gesondert behandelt wird.

3.6.1 Klinik

- **Art des Schmerzes:**
  - Kontinuierlicher Schmerz, klassischerweise ausschließlich unter Dialyse auftretend
  - Beginnt ca. 3–7 Stunden nach Dialyse, nimmt an Intensität zu
  - Verschwindet nach wenigen Stunden oder hält den Tag über an
  - Kann der Migräne oder dem Spannungskopfschmerz ähnlich sein
  - Verstärkung bereits anderweitig vorhandener Kopfschmerzen möglich
- **Lokalisation:** Bifrontal
- **Charakter:**
  - Pochend
  - In Kopfreklination verstärkt
  - Oft migräne- oder spannungskopfschmerzartig

- **Intensität:**
  - Typischerweise Steigerung während der Dialyse
  - In wenigen Fällen sehr schwer; teilweise zum Abbruch der Dialyse führend
- **Vegetative Begleitsymptome:** Bei manchen Patienten (meist in schweren Verläufen) Übelkeit und Erbrechen
- **Übrige Charakteristika:**
  - Meist rezidivieren die KS bei jeder erneuten Dialyse
  - Es gibt jedoch auch unbehandelte Spontanremissionen unter Dialyse
  - Nephrektomie und Nierentransplantation beenden die Kopfschmerzen häufig

3.6.2 Epidemiologie

- 70 % der Dialysepatienten leiden unter rezidivierenden Kopfschmerzen (meist Verstärkung der vorbestehenden Kopfschmerzerkrankung)
- Nur selten wird die Diagnose eines ausschließlichen „Dialysekopfschmerzes" gestellt

3.6.3 Therapie

Akuttherapie

Gegen die Kopfschmerzen werden folgende Substanzen eingesetzt:
- Ergotamintartrat (25 mg s. c.)
- Paracetamol (500–1500 mg)

Prophylaxe

- Veränderung verschiedener Parameter zur Dialyse kann den individuellen Kopfschmerz lindern:
  - Kurze Dauer der Dialyse
  - Verwendung eines bicarbonathaltigen Dialysats oder anderweitige Änderung der Zusammensetzung des Dialysats
- Kochsalzreduktion
- Blutdruckeinstellung (hier ist ACE-Hemmern der Vorzug zu geben, da sie durch zusätzliche Beeinflussung des Angiotensin-Renin-Systems den Kopfschmerz zusätzlich und vielleicht ursächlich beeinflussen)

3.7 Posttraumatischer Kopfschmerz

An den posttraumatischen Kopfschmerz ist als Differenzialdiagnose, v. a. bei Gutachtenfragen, zu denken. Diese Kopfschmerzform ist hoffnungslos unklar beschrieben und zeichnet sich durch ein buntes und individuell stark unterschiedliches Symptombild aus. Ein posttraumatischer Kopfschmerz kann sich sowohl nach einem Schädel-Hirn-Trauma (SHT) als auch nach einer Beschleunigungsverletzung der HWS (whiplash-injury) manifestieren und in beiden Fällen akut oder chronisch auftreten. Es kommen migräne- und spannungskopfschmerzartige Syndrome vor, wobei meist das Vollbild nicht erreicht wird oder letztlich untypische Komponenten eine Rolle spielen. Art, Lokalisation und Schwere des Traumas sind unerheblich. Tritt nach einem Trauma ein klinisch eindeutiges primäres Kopfschmerzsyndrom auf (typisch v. a. für Migräne und Cluster-Kopfschmerzen), so ist im Gegensatz zum echten posttraumatischen Kopfschmerz das Trauma nicht ursächlich. Vielmehr muss davon ausgegangen werden, dass eine (z. B. familiäre) Disposition schon vorher bestand. Nach dem heutigen Wissensstand ist dann von einem zufälligen zeitlichen, nicht-kausalen Zusammenhang auszugehen.

3.7.1 Einteilung

- **Akuter posttraumatischer Kopfschmerz** (ICD10: G44.880): Der KS verschwindet innerhalb von 8 Wochen (durchschnittlich nach 3 Wochen) nach Trauma
- **Chronischer posttraumatischer Kopfschmerz** (ICD10: G44.3): Der KS verschwindet erst mehr als 8 Wochen nach dem Trauma

3.7.2 Klinik

Merke
- Die klinische Symptomatik des posttraumatischen KS ist sehr heterogen, alle der unten aufgeführten Typen kommen vor und können als Mischtypen imponieren
- Abzugrenzen von z. B. einem posttraumatischen KS vom Migränetyp ist eine Migräne als primärer KS (meist mit positiver Familienanamnese). Das Schädel- oder HWS-Trauma ist hierbei lediglich der Auslöser einer Attackenhäufung, nicht die Ursache der KS-Erkrankung

Typologie der möglichen posttraumatischen KS-Formen

Der Schmerz ähnelt dabei den jeweiligen KS-Erkrankungen:
- Spannungskopfschmerztyp (> 85 %)
- Migränekopfschmerztyp (2,5 %)
- Cluster-Kopfschmerztyp
- Wund- und Narbenschmerz bei Skalp- oder Kalottenverletzung
- Cervicogener KS (8 %)
- Sekundär: Medikamenteninduzierter KS

Charakteristika

Die folgenden Punkte gelten sowohl für den akuten wie auch für den chronischen posttraumatischen Kopfschmerz
- **Art des Schmerzes:**
  - I. d. R. undulierender Dauerschmerz
  - Tritt innerhalb von 14 Tagen nach dem Trauma bzw. nach Wiedererlangung des Bewusstseins auf (durchschnittlich 5 Tage danach)
- **Dauer:**
  - I. d. R. ganztägig
  - Abendliches Maximum
- **Lokalisation:**
  - *Posttraumatischer KS vom Spannungstyp:* Holocephal, bandförmig, helmartig, nucho-occipital betont
  - *Posttraumatischer KS vom Migränetyp:* Hemicraniell, eventuell die Seite wechselnd
  - *Posttraumatischer KS vom Clustertyp:* Periorbital einseitig
  - *Posttraumatischer KS vom cervicogenen Typ:* Occipital-nuchal betont, von hinten nach vorne ausstrahlend, streng einseitig ohne Seitenwechsel
- **Charakter:**
  - *Posttraumatischer KS vom Spannungstyp:* Dumpf drückend, pressend, ziehend, abendliches Schmerzmaximum
  - *Posttraumatischer KS vom Migränetyp:* Stechend, pulsierend
  - *Posttraumatischer KS vom Clustertyp:* Pochend mit autonomer Beteiligung

– *Posttraumatischer KS vom cervicogenen Typ:* Ziehend, reproduzierbar durch mechanische Provokation, erhöhte Druckschmerzempfindlichkeit an den Austrittspunkten des N. occipitalis

Viele der Patienten mit posttraumatischem Kopfschmerz (im Gegensatz zu den primären Kopfschmerzsyndromen) beschreiben oftmals zusätzlich Symptome, die sowohl bei der akuten als auch bei der chronischen Verlaufsform auftreten können:

Häufig sind
- Nackenschmerzen
- Schulterschmerzen, Armschmerzen
- Eingeschränkte HWS-Beweglichkeit
- Schwindel, orthostatische Dysregulationsstörungen
- Vegetative Symptome:
  - Übelkeit und Erbrechen
  - Tremor
  - Hyperhidrose
- Neurasthene Symptome:
  - Depressive Verstimmung
  - Aufmerksamkeits- / Konzentrationsstörungen
  - Schlafstörungen
  - Reizbarkeit
  - Antriebsmangel
  - Müdigkeit, Erschöpfbarkeit.

Seltener sind
- Sehstörungen bei Fusion, Konvergenz, Akkommodation
- Sensorische Symptome (Licht- und Geräuschempfindlichkeit; Geruchs- / Geschmacksstörungen)

Sehr selten sind
- Schluckstörungen
- Kloßgefühl
- rauer Hals

Tab. 3.3 Zusätzliche Diagnostik beim posttraumatischen Kopfschmerz

Untersuchung	Fragestellung
Bei Auftreten akuter Symptome	
Perorale Densdarstellung mit HWS-Röntgen im a. p. Strahlengang	Densfrakur, -luxation? Atlanto-dentale Lockerung?
Nativtomogramm der HWS mit passiv gehaltenen Funktionsaufnahmen	Knöcherne Verhältnisse der HWS? HWS-Gefügeschäden? Spondylolisthesis? Ligamentäre Läsionen?
Doppler CCT Cranielles NMR Liquorpunktion	Gefäßdissektionen? Blutung? Hämatom? SAB?
Neurophysiologie (Blink-Reflex, V-SEP, AEP)	Hirnstammkontusionen?
Bei chronischem Verlauf mit persistierenden Defiziten	
EEG	Posttraumatische Epilepsie?
Neuropsychologische Testungen	Kognition, Gedächtnis, Aufmerksamkeit? Entwicklung eines posttraumatischen Syndroms?

3.7.3 Diagnostik

Allgemeine Untersuchung

- Beweglichkeit der HWS
- Klopf- und Druckschmerz der HWS
- Palpation der HWK (Etagendiagnostik)
- Testung neurologischer Defizite als mögliche Zeichen einer Plexus-, Nerven-, Myelonschädigung

Zusätzliche Diagnostik

Die in Tabelle 3.3 aufgeführten diagnostischen Maßnahmen sind zusätzlich durchzuführen, sofern in der Akutphase außer dem Kopfschmerz andere neurologische Symptome bestehen.

Differenzialdiagnosen (Tab. 3.4)

 Cave
Nicht selten pfropft sich dem ursprünglichen posttraumatischen KS im Laufe der Zeit ein medikamenteninduzierter Dauerkopfschmerz auf. Voraussetzung für die Therapie des posttraumatischen Kopfschmerzes ist der Schmerzmittelentzug.

3

3.7.4 Epidemiologie

Prävalenz

- HWS-Beschleunigungsverletzung (HWS-BV)
  - Die HWS-BV hat seit der Einführung von Sitzgurten deutlich zugenommen
  - Es tritt mittlerweile in 15–30 % aller Heckunfälle auf
- Schädel-Hirn-Trauma
  - In der Gesamtbevölkerung: Ca. 80 Mio. / Jahr
  - Jährliche Inzidenz des SHT in Deutschland: 0,3–0,4 %

Tab. 3.4 Differenzialdiagnose posttraumatischer Kopfschmerzen

Differenzialdiagnose	Abgrenzung zum posttraumatischen KS
KS durch erhöhten Hirndruck	Positiver Valsalva Ggf. Bewusstseinsminderung Nüchternerbrechen Papillenschwellung
SAB	Plötzlicher Kopfschmerz stärkster Intensität, nuchal betont Meningismus Evtl. fokale Herdsymptome Bewusstseinsstörung
Brachialgien	Radikuläre Symptomatik
Medikamenteninduzierter KS	Arzneimittelabusus Morgens nach dem Aufstehen bereits vorhandener holocranieller Schmerz

Geschlechtliche Verteilung

Männer : Frauen = 4 : 6.

Verlauf

10–15 % zeigen keinerlei Remission, sondern entwickeln ein chronisches posttraumatisches Syndrom (s. o.).

Verschiedene Faktoren können für eine verzögerte Rückbildung eines posttraumatischen Syndroms verantwortlich sein.

Eine ungünstige Prognose lassen folgende Faktoren erwarten
- Vorab bestehende Kopfschmerzen
- Allgemein erhöhtes Angstniveau, Depression oder Aggravationstendenzen
- Degenerative HWS-Veränderungen
- Fassbare röntgenologische Veränderungen
- Neurologische Ausfälle
- Fernsymptome (z. B. Armschmerz)
- Tragedauer einer Halskrause > ¼ Jahr
- Ausstehende forensische Belange
- Psychosozialer Krankheitsgewinn

Bei Vorhandensein folgender Faktoren ist von einer günstigen Prognose auszugehen
- Niedriges Alter
- Kurze Behandlungsdauer
- Fehlende Hospitalisierung
- Kurze Arbeitsunfähigkeit
- Geringe (neurologische) Symptomatik.

Keinen Einfluss haben folgende Faktoren
- Unfallhergang
- Unfallschuld
- Medikamenteneinnahme
- Steilstellung der HWS
- Sitzplatz im Wagen
- Nackensteife
- Initiale Bewusstlosigkeit

3.7.5 Therapie

Akutes schmerzhaftes Stadium (Tab. 3.5)

Medikamentöse Therapie

3

- Analgesierung
- Relaxierung
- Antiemese

Tab. 3.5 Therapie des posttraumatischen Kopfschmerzes im schmerzhaften Akutstadium ohne strukturelle Läsion (direkt nach Trauma)

Maßnahme	Beispiel	Bemerkungen
Physikalisch	Immobilisation (Camp-Kragen)	So kurz wie möglich, nur einige Tage (max. 14 Tage)
		Im Verlauf nur noch nachts tragen
		Auf angehobenes Kinn beim Tragen achten!
		Besser als Schanz-Krawatte
	Wärme (Rotlicht, Fango)	Kann trocken oder feucht sein
Analgetisch	Paracetamol (3 × 500 mg/d) ASS (1000 mg/d)	Nicht länger als 4 Wochen, möglichst nur, wenn notwendig
	Naproxen (500–1000 mg/d) Ibuprofen (400–800 mg/d)	Ersatzmedikation
Relaxierend	Tetrazepam (2 × 50 mg/d)	
Antiphlogistisch	Diclofenac (3 × 50 mg/d)	Ggf. plus Magenschutz
Antiemetisch	Metoclopramid (3 × 20 gtt, 3 × 20 mg p.o., 3 × 2 ml i.v.)	
Antivertiginös	Dimenhydrinat (3 × 150 mg/d Supp)	
Antihypoton	Etilefrin (3 × 20 gtt/d)	Kann auf Dauer den Kopfschmerz verstärken

Physikalische Therapie

- Immobilisation
- Wärme

> **Merke**
> - Die Behandlung der KS orientiert sich an dem jeweils vorherrschenden KS-Typ
> - Nicht indiziert in der Akutphase sind manuelle Traktionen an der HWS, Massagen der Halsmuskulatur, sämtliche Formen der subcutanen / perineuralen / artikulären Infiltration

Folgestadium (bis 4 Wochen nach dem Trauma; Tab. 3.6)

Physikalische Therapie

- Lockerungsübungen, Detonisierung
- Mobilisierung (sofern vorher Immobilisierung, z.B. durch eine Krawatte)
- Krankengymnastik, Massagen

Tab. 3.6 Therapie des posttraumatischen Kopfschmerzes im rehabilitativen Frühstadium (nach max. 4 Wochen)

Maßnahme	Beispiel
Physiotherapie	Lockerung der Nackenmuskulatur durch Detonisierungsübungen
	Isometrische Spannungsübungen
	Passive und aktive Bewegungen
	Muskelrelaxation nach Jacobson
Roborierende Maßnahmen	Wechselduschen
	Bürstenmassagen
	Sport
	Geregelter Tagesablauf
	Ausreichender Schlaf
	Rasche Gewährung von Entschädigungsansprüchen
	Verständnisvolle Führung der Patienten

3

Medikamentöse Therapie

 Cave
Die Schmerzmedikation sollte in dieser Phase aufgrund der Gefahr der medikamentös induzierten Kopfschmerzen und Chronifizierung des Syndroms eher zurückhaltend und zugunsten der genannten physikalischen Maßnahmen erfolgen.

Praxistipp
Wenn eine Schmerzmedikation nötig ist, dann konsequent. Bewährt hat sich eine (fest angesetzte!) Kombination aus Diclofenac, Tetrazepam z. N. und ggf. Paracetamol oder Naproxen.

Tab. 3.7 Therapie des posttraumatischen Kopfschmerzes im chronifizierten Spätstadium (> 6 Monate)

Maßnahme	Beispiel	Bemerkungen
Kranken-gymnastik	Zusätzliche Kraftübungen	Zum Haltungsaufbau
	Evtl. manuelle Therapie	Bei Verblockungen (strenge Indikationsstellung)
Medikamentös	Amitriptylin ret. (25–75 mg/d oral)	Mittel erster Wahl
	Amitriptylinoxid (30–90 mg/d oral)	Ersatzmedikation
	Maprotilin (25–75 mg/d) Doxepin (50–100 mg/d) Imipramin (bis max. 150 mg/d) Tranylcypromin (20–40 mg/d)	
Schmerz-psychologisch	Psychotherapeutische Verfahren Verhaltenstherapie Stressbewältigungstraining EMG-Biofeedback	
Neuro-psychologisch	Leistungstraining	Zur Verbesserung von Kognition, Konzentration und Mnestik
Soziotherapie	Arbeitserprobung Berufliche Wiederein-gliederung	Art der beruflichen Rehabilitation

Chronifiziertes Spätstadium (Tab. 3.7)

Physikalische Therapie

- Kräftigungsübungen
- Schmerzpsychologie
- Soziotherapie

Medikamentöse Therapie

Schmerzdistanzierung.

Praxistipp
- Antidepressiva werden häufig zu kurz gegeben. Der Therapieerfolg kann erst nach ca. 8 Wochen abgeschätzt werden.
- Erst bei fehlendem Effekt von Amitriptylin sollte auf Doxepin, Imipramin oder Maprotilin gewechselt werden.

3.7.6 Wichtige Adressen

Selbsthilfegruppe

Bundesverband dt. Schmerzhilfe
Sietwende 20
21720 Grünendeich
Tel.: 04142-81 04 34
Fax: 04142-81 04 35.

Internetadressen

- Internetportal der Deutschen Migräne- und Kopfschmerzgesellschaft (DMKG) http://www.dmkg.de (Kopfschmerzexperten und Adressenlisten, Kliniklisten, News und Links)
- Aktuellste Literatur http://www.kopfschmerz-news.de

Literatur

- **Therapieleitlinien der DMKG**
  Keidel, M., Neu, I., Langohr, H., Göbel, H.: Therapie des posttraumatischen Kopfschmerzes nach Schädel-Hirn-Trauma und HWS-Distorsion. Der Schmerz 12, 352–372 (1998)

3.8 Cranio-cervicale Übergangsanomalien

Sehr häufig berichten Patienten, dass die Kopfschmerzen im Nacken beginnen und nach temporo-frontal ausstrahlen. Bei der Migräne ist dies fast regelhaft der Fall und auch der Spannungskopfschmerz kann occipital begrenzt bleiben. Selten berichten Patienten über Kopfschmerzen, die rein occipital auftreten und durch Lagerung, Kopfdrehung, körperliche Belastung oder Beschleunigung des Kopfes (Auto fahren) zunehmen. Diese Kopfschmerzen können auf tumoröse oder destruierende Prozesse und Anomalien des cranio-cervikalen Überganges hinweisen. Spätestes Warnsymptom sind Sensibilitätsstörungen am Nacken oder Hinterhaupt, caudale Hirnnervenausfälle und ataktische Symptome. Zu den cranio-cervicalen Übergangsanomalien gehört z. B. das Arnold-Chiari-Syndrom (ICD10: Q07).

3.8.1 Klinik

- **Art des Schmerzes:** Attackenartiger oder undulierender Schmerz
- **Lokalisation:** Occipital mit Ausstrahlung nach temporo-frontal
- **Charakter:** Drückend, stechend
- **Intensität:** Mittel bis hoch
- **Triggerung:**
  - Kopftieflage
  - Intracranielle Druckerhöhung (Husten, Niesen, Pressen)
  - Beschleunigung (Auto fahren, Trampolin springen)
- **Autonome Beteiligung:** Typische autonome Symptome fehlen
- **Übrige Charakteristika:**
  - Häufig Schlaf-Apnoe-Syndrom
  - Kaudale Hirnnervenausfälle
  - Cerebelläre Zeichen
  - Bei Arnold-Chiari häufig: Downbeat-Nystagmus

3.8.2 Diagnostik

Diagnostisch ist die Durchführung einer Kernspintomographie mit sagittaler Schichtführung wegweisend. Beim Nachweis von cerebellären Fehlbildungen (Arnold Chiari I–IV, Dandy-Walker-Syndrom) ist auch eine spinale Bildgebung erforderlich zum Ausschluss der häufig assoziierten Syringomyelie.

3.8.3 Therapie

Versucht werden kann Gabapentin.

Ggf. ist als operative Maßnahme eine suboccipitale Dekompression durchzuführen.

3.9 Potenziell gefährliche akute Kopfschmerzsyndrome

Hier sind die Kopfschmerzen lediglich Begleitsymptome einer zugrundeliegenden cerebralen Erkrankung. Nachfolgend soll nicht die Therapie dieser Kopfschmerzsyndrome im Vordergrund stehen, sondern die charakteristischen Symptome der wichtigsten Differenzialdiagnosen und das diagnostische Vorgehen, um rechtzeitig effektive Maßnahmen gegen das ursächliche Geschehen zu ergreifen

Aus pragmatischen Gesichtspunkten sind folgende Syndrome nach dem zeitlichen Auftreten der Kopfschmerzen unterteilt,

- Innerhalb von Sekunden bis Minuten (Tab. 3.8)
- Innerhalb von Minuten bis Stunden (Tab. 3.9)
- Innerhalb von Stunden bis Tagen (Tab. 3.10)

Tab. 3.8 Potenziell gefährliche akute Kopfschmerzsyndrome, die innerhalb von Sekunden bis Minuten auftreten

Schmerzcharakter	Epidemiologie	Zusätzliche Symptome	Diagnostik	Therapie
SAB (ICD10: G44.810, ätiol.: I60.5)				
Temporal, occipital Vernichtungs-KS Nie gekannte Intensität Explosionsartig	Jedes Alter Oft nach Trauma oder nach körperlicher Anstrengung Aber auch in völliger Ruhe auftretend	Meningismus, Nackensteife Bewusstseins-störungen Oft begleitend Übelkeit/Erbrechen Schmerz kann spontan sistieren	CCT LP DSA Ggf. MR-Angiographie	Früh-OP Gegen Spasmen: Nimodipin Paracetamol Ggf. Opiate
Carotisdissektion / Vertebralisdissektion (ICD10: G44.810, ätiol.: I67.0)				
Peitschenschlagartig Carotisdissektion: Fronto-orbital, teils vom Hals hoch-ziehend Vertebralisdissektion: Occipital unilateral, ausstrahlend in den Arm	Jedes Alter Nach Bagatelltraumen, chiropraktischen Manövern, Husten, Geburtsvorgang Häufiger bei jungen Menschen	Carotisdissektion: Horner-Syndrom (durch sympathikus-reizendes Wand-hämatom) Vertebralisdissektion: Doppelbilder, Dysarthrie, Dysphagie	Anamnese: Chiroprakt. Manöver? Doppler/Duplex Hirngefäße MR-Angiographie/cervicales MR/konv. DSA	Vollheparinisierung für 4 Wochen Anschließende Markumarisierung (6–12 Monate)

Tab. 3.9 Potenziell gefährliche akute Kopfschmerzsyndrome, die innerhalb von Minuten bis Stunden auftreten

Schmerzcharakter	Epidemiologie	Zusätzliche Symptome	Diagnostik	Therapie
Sinusvenenthrombose (ICD10: G44.810, ätiol.: I63.6)				
Dumpf-drückend Milde bis moderate Intensität	Oft schwangere Frauen Erhöhtes Thrombophilie-risiko	Fokale Herdsymptome Bewusstseinstrübung Frühzeitige Krampfanfälle Stauungspapillen mit dadurch bedingten Seh-störungen	Cerebrales NMR MR-Angiographie	Vollheparinisierung Ggf. lokale Lyse Anschließende Markumarisierung (3–6 Monate) Ggf. Antibiose
Hypertensiver Notfall (ICD10: G44.813, ätiol.: I10)				
Holocraniell Pulsierend, pochend Auch dumpf drückend	> 50 Jahre	Schwitzen Tremor, Unruhe Gesichtsrötung Übelkeit, Erbrechen Epistaxis	RR-Messung (Diastole > 120 mmHg)	RR-Senkung
Meningitis (ICD10: G44.881)				
Frontal, occipital Stechend Belastungsabhängig	Jedes Alter	Fieber Meningismus Phono-, Photophobie Übelkeit Bulbusbewegungs-schmerz	CCT LP Direkter Erreger-nachweis, AK-Bestimmung, Antibiogramme	Antibiose Ggf. Anti-koagulation Paracetamol Keine Triptane (da durch Meningitis Spasmen ausgelöst)

3

Tab. 3.10 Potenziell gefährliche akute Kopfschmerzsyndrome, die innerhalb von Tagen bis Wochen auftreten

Schmerzcharakter	Epidemiologie	Zusätzliche Symptome	Diagnostik	Therapie
Arteriitis temporalis (ICD10: G44.812, ätiol.: M31.6)				
Temporal, fronto-orbital Drückend Hartnäckig persistierend Ähnlich dem SKS	> 60 Jahre F > M	Allgemeines Krankheitsgefühl Druckschmerz an der Schläfe Schmerzen beim Kauen (Claudicatio der Masseter-muskeln) Sehstörungen Polymyalgische Symptome (60 %)	Palpation der A. tem-poralis und Druckdo-lenz (nicht pulsierend) BSG, meist massiv erhöht Biopsie (ausreichend großes Biopsat, da granulomatöse Herde fleckförmig auftreten)	Corticoide Paracetamol
Gehirntumor (ICD10: G44.824, ätiol.: C00-D48)				
Unterschiedliche Lokalisation Dignität, Lokalisation oder Größe haben keinen Einfluss auf den Charakter oder die Dauer des KS Dumpf drückend Phasenweise oder in Attacken, selten Dauer-kopfschmerz	Jedes Alter Unterschiedlich je Dignität Nur 50 % aller Tumor-patienten leiden unter KS Kopfschmerz als Leit-symptom ist bei Hirn-tumoren selten	Neurologische Defizite Bewusstseinstrübung Epileptische Anfälle Nüchternerbrechen Zunahme bei Anstrengung	CCT cerebrales NMR	Paracetamol Opiate, Novalgin Dexamethason Operation Bestrahlung Chemotherapie

Tab. 3.10 Potenziell gefährliche akute Kopfschmerzsyndrome, die innerhalb von Tagen bis Wochen auftreten

Pseudotumor cerebri (ICD10: G93.2)				
Bifrontal, Holocephal	20.–50. Lj. Übergewichtige Frauen Endokrinolo-gische Störungen Anämie Antibiotika	Visuelle Störungen (Ringe sehen, Visus-minderung, zentrale Skotome) Schwindel Nackensteife	Liquordruckmessung Stauungspapille in der Ophthalmoskopie	Acetazolamid Wiederholter Liquorablass Ggf. Opticus-fensterung
Subdurales oder epidurales Hämatom (ICD10: G44.810, ätiol.: I62.1 oder 0)				
Dumpf-drückend Diffus Milde Intensität	Höheres Alter Alkohol Nach SHT Hirnatrophie Gerinnungs-störungen	KS häufig das einzige Symptom Herdsymptome Bewusstseinstrübung	CCT	Epidural: meist neurochirurg. Trepanation Subdural: meist konventionell

3.10 Subakute Kopfschmerzsyndrome

3.10.1 Einteilung

Kopfschmerzen durch
- Äußeren Druck
- Kälte
- Hypoxie
- Hyperkapnie
- Hypoglykämie

3

3.10.2 Kopfschmerz durch äußeren Druck (ICD10: G44.801)

Charakteristika

- Anhaltender Dauerschmerz durch äußeren Druck auf Stirn / Kopfhaut, z. B. durch engen Hut, Schwimmbrille, etc.
- In der Region empfunden, wo die Druckeinwirkung stattfindet
- Bei begleitender Migräne können die Attacken unter prolongierter Druckeinwirkung schlimmer werden

Frühere Bezeichnung: Schwimmbrillenkopfschmerz.

Therapie

Der Schmerz verschwindet bei Vermeiden der auslösenden Ursache.

3.10.3 Kältebedingter Kopfschmerz (ICD10: G44.802)

Einteilung

- Durch äußere Kälteexposition (ICD10: G44.8020)
- Durch Einnahme eines Kältestimulans (ICD10: G44.8021)

Charakteristika

Kopfschmerz durch äußere Kälteeinwirkung

- Tritt z. B. beim Tauchen, bei Temp. $< 0°C$, etc. auf
- Bilateraler Schmerz
- Variiert in Abhängigkeit von der Stärke und Dauer des einwirkenden Kältereizes

Kopfschmerz durch Einnahme von Kältestimulanzien

- Der Schmerz entwickelt sich während der Aufnahme kalter Speisen / Getränke durch Kontakt zu Pharynxwand und Gaumen
- Dauer i. d. R. < 5 Minuten
- Der Schmerz wird in der Mitte der Stirn empfunden, bei Migränepatienten auch in dem Areal der Migräneattacken

Frühere Bezeichnung: Eiscremekopfschmerz.

Therapie

Der Schmerz verschwindet bei Vermeiden der auslösenden Ursache.

3.10.4 Kopfschmerzen durch Hypoxie (ICD10: G44.882)

Einteilung

- Kopfschmerz in großen Höhen (ICD10: G44.882, ätiol.: W94)
- Kopfschmerz durch Hypoxie (ätiol. je nach Erkrankung)
- Kopfschmerz bei Schlaf-Apnoe-Syndrom

Kopfschmerz in großen Höhen

Charakteristika

- Dauerschmerz, tritt innerhalb von 24 Stunden während eines Aufenthalts in großen Höhen (> 3000 m) auf
- Hämmernd, pochend
- Frontal betont; bei 25 % einseitig
- Dyspnoe mit Neigung zur Hyperventilation
- Cheyne-Stokes-Atmung (nachts)

Therapie

- Absteigen in normale Höhen
- Kalte Getränke
- Kohlenhydrate

Kopfschmerz bei Hypoxie

Charakteristika

- Dauerschmerz, tritt innerhalb von 24 Stunden auf
- Bei akutem PaO_2-Abfall (< 70 mmHg) oder chronischer Sauerstoff-Partialdruckerniedrigung
- Holocephal

Therapie

Hypoxie aufheben.

Kopfschmerz bei Schlaf-Apnoe-Syndrom

Charakteristika

- Wie Hypoxie
- Anamnestisch Schlaf-Apnoe-Phasen

Therapie

Nächtlich assistierte Beatmung über Gesichtsmaske.

3.10.5 Kopfschmerzen durch Hyperkapnie (ICD10: G44.882, ätiol.: R06.4)

Charakteristika

- Kopfschmerz tritt auf bei $PaCO_2 > 50$ mmHg
- Hämmernder, pochender und holocephaler Schmerz
- Klinisch nicht von Hypoxie-Kopfschmerz zu unterscheiden

Therapie

- Ggf. Hyperventilation
- Spricht kaum auf Analgetika an

3.10.6 Kopfschmerzen durch Hypoglykämie (ICD10: G44.882, ätiol.: E16)

Charakteristika

Durch Blutzuckerabfall ausgelöst bzw. durch unregelmäßige Einnahme von Mahlzeiten.

Therapie

- Regelmäßiges Essen
- Mehrere kleinere Mahlzeiten täglich
- Ggf. zusätzlich NSAR

> **Bemerkung: Migräneattacken sind durch Hypoglykämie triggerbar.**

3.10.7 Kopfschmerz bei retropharyngealer Tendinitis (ICD10: G44.842)

Klinik

- **Art des Schmerzes:** Fluktuierender Dauerschmerz
- **Lokalisation:**
  - Einseitig oder zweiseitig
  - Schmerzausstrahlung in Hinterkopf oder holocephal
  - Processus transversus der ersten 3 Halswirbel sind druckdolent
- **Charakter:** Nicht pulsierend
- **Triggerung:** Schmerz nimmt zu bei
  - Kopfreklination in den Nacken
  - Rotation, seltener auch Seitwärtsneigung des Kopfes
  - Verschlucken
- **Übrige Charakteristika:** Durch Entzündung oft BSG ↑, Temperatur
- **Radiologische Befunde:**
  - Prävertebrale Weichteile sind zwischen C1 und C4 > 7 mm breit
  - Im CT ggf. dünne Kalzifizierungsschichten paravertebral sichtbar

Therapie

Deutliche Besserung innerhalb von 2 Wochen nach Behandlungsbeginn mit NSAR in empfohlener Dosierung.

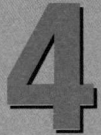

Primäre Gesichts-schmerzen

4.1 Einteilung

- Klassische Hirnnervenneuralgien
  - Idiopathische Trigeminusneuralgie
  - Idiopathische Glossopharyngeusneuralgie
- Seltenere neuralgiforme Schmerzsyndrome
  - Idiopathische N.-intermedius-Neuralgie
  - Idiopathische N.-laryngeus-superior-Neuralgie
  - Occipitalneuralgie
  - N.-nasociliaris-Neuralgie
  - Raeder-Syndrom
  - Charlin's-Syndrom
  - Sluder-Neuralgie
- Atypischer Gesichtsschmerz
- Burning-mouth-Syndrom

4.2 Klassische Hirnnervenneuralgien

Die Gruppe dieser Neuralgien definiert sich ausschließlich über Art und Dauer des Schmerzes. Sekundenlang und einschießend sind die klassischen Charakteristika. Ein Gesichtsschmerz, der mehrere Minuten oder länger dauert, ist somit per definitionem keine Neuralgie. Die in der Praxis häufig reflexhaft hergestellte Kausalität zwischen Triggerbarkeit (z. B. durch Kälte oder Berührung) und Neuralgie ist irreführend. Nicht alle Trigeminusneuralgien sind streng triggerbar. Auf der anderen Seite kann eine Neuropathie oder ein atypischer Gesichtsschmerz gerade durch Kälte zunehmen. Zusätzlich zur Schmerzkomponente auftretende Symptome (z. B. autonome Symptome wie Lakrimation etc.) sind selten, schließen aber eine idiopathische Hirnnervenneuralgie nicht aus. Ein über den Schmerz hinausgehendes sensibles oder motorisches Defizit in diesem Bereich ist ein sicheres Zeichen einer symptomatischen Ursache. Neuralgien werden mit Antikonvulsiva behandelt, Neuropathien mit schmerzdistanzierenden Substanzen.

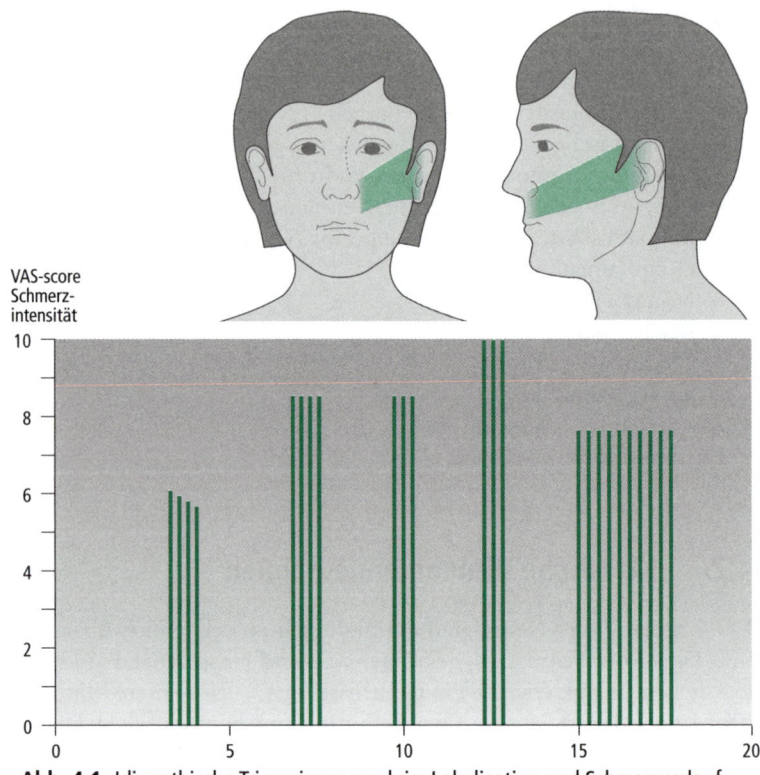

Abb. 4.1 Idiopathische Trigeminusneuralgie: Lokalisation und Schmerzverlauf

4.2.1   Idiopathische Trigeminusneuralgie (ICD10: G44.847)

Klinik (Abb. 4.1)

- **Art des Schmerzes:**
  - Blitzartig auftretende KS
  - Attacken dauern Sekunden bis wenige (!) Minuten
  - Nicht selten bis zu Monaten dauernde beschwerdefreie Intervalle

4

- **Frequenz:** Bis zu 100-mal am Tag (Tics), salvenartig auftretend
- **Lokalisation:**
  - Im trigeminalen Versorgungsgebiet des zweiten (47 %) oder dritten Astes (15 %) oder deren Kombination (32 %). Erster Ast ist selten betroffen (< 5 %)
  - Meist rechts $>$ links
  - I. d. R. streng einseitig ohne Seitenwechsel, in 3–5 % auch primär bilateral
- **Intensität:** Unerträglicher Schmerzcharakter (doloreux) bis zur Suizidalität
- **Charakter:** Elektrisierend, scharf, oberflächlich brennend
- **Triggerung:** Durch Reize wie kauen, sprechen, Luftzug, Berührung, Zähne putzen, Gesicht waschen, rasieren etc.
- **Übrige Charakteristika:**
  - Attacken haben ein stereotypes Muster
  - Keine neurologischen Defizite
  - Manchmal reflektorische Muskelspasmen des Gesichts während der Schmerzattacke
  - Eine symptomatische Ursache ist auszuschließen

 Cave
Trigeminusneuralgien, die primär den ersten trigeminalen Ast betreffen, sind immer verdächtig auf eine symptomatische Ursache und benötigen zumindest ein cerebrales NMR mit cranio-cervicalem Übergang und eine CCT der Schädelbasis.

Darüber hinaus liegt der Verdacht auf eine symptomatische Ursache nahe bei:
- Beginn unter dem 40. Lebensjahr
- Primärem Dauerkopfschmerz
- Neurologischen Defiziten, z. B. Sensibilitätsstörungen oder motorischen Ausfällen
- Vorhandensein anderer Symptome (z. B. Hemispasmus facialis)

Diagnostik

- **CCT:** Schädelbasisaufnahme in Dünnschnitten mit Knochenfenster, ggf. KM

- **Cerebrales NMR:**
  - Vor allem indiziert zum Ausschluss einer Encephalomyelitis disseminata oder eines Tumors
  - Kann das Vorhandensein von neurovaskulären Kontakten nachweisen
  - Ist alleinig für die Indikationsstellung einer OP jedoch unbrauchbar, da auch 25 % klinisch asymptomatische Gefäßnervenkontakte nachgewiesen sind

- **Liquor:** Entzündungszeichen?

- **Neurophysiologie:** Wenig Aussagekraft haben Blinkreflex, Cornealreflex, Trigeminus-SEP

- **Katheterangiographie:** Wenig hilfreich, da sie Gefäßkompressionen des Nervs weder beweisen noch ausschließen kann

Cave
Das Angiographierisiko ist größer als die Wahrscheinlichkeit, einen pathologischen Befund zu erheben.

Tab. 4.1 Differenzialdiagnose der Trigeminusneuralgie

Differenzialdiagnose	Abgrenzung zur Trigeminusneuralgie
Andere Neuralgien	Glossopharyngeusneuralgie: Schmerzen in Zungengrund, Gaumen, Tonsillen
	N.-laryngeus-superior-Neuralgie: Schmerzen im Rachen, Submandibularregion;
	N.-intermedius-Neuralgie: Schmerzen im äußeren Gehörgang, Trommelfell, Ohrmuschel; Speichelsekretionsstörungen; Parageusien

Atypischer Gesichtsschmerz	Undulierender Dauerschmerz
	Keine strenge Bindung an ein Dermatom
	Gelegentlich die Seite wechselnd
	Ausbreitungsgebiet vorwiegend in V2/V3, ausstrahlend in Wangen, Kiefer, Hals, Ohren
	Oft vorangegangene Traumata/Operationen im Gesicht
Cluster-Kopfschmerz	Längere Schmerzattacken
	Autonome Begleitsymptome
	Vor allem nachts auftretend
	Behandelbar mit Sumatriptan s.c.
Trigeminus-neuropathie	Undulierender Dauerschmerz, wellenförmig auf- und abschwellend
	Sensibles Defizit im betroffenen Areal
	Häufig nach kiefer- oder zahnchirurgischer Verletzung des Nervs
Postzosterische Neuralgie	Undulierender Dauerschmerz
	Brennend bohrender Charakter
	Meist 1. Trigeminusast betroffen
	Akute Infektion in der Anamnese (bis 6 Monate zuvor)
	Dysästhesie, Narben oder Pigmentanomalien im betroffenen Dermatom
Idiopathische stechende Kopf-schmerzen	Leichte bis mittelgradige Intensität der Schmerzattacken
	Umschriebene münzförmige Areale am Kopf
	Mehr den 1. Trigeminusast betreffend
Freye-Syndrom	Präaurikuläre Schmerzlokalisation
	Geschmacksschwitzen
	Lokale Hautrötung
	Parotiserkrankung in der Anamnese
Jabs-and-jolts-Syndrom	Wie Neuralgie, jedoch einschießende **Kopf**schmerzen mit einer Dauer von Sekunden bis Minuten
	Indometacin-sensibel
Symptomatische Neuralgien	S. Kap. 5.5

4

Differenzialdiagnosen (Tab. 4.1)

Epidemiologie

Prävalenz

- Ca. 0,4 %
- 29 % der Patienten haben nur eine Episode im Leben, 28 % haben dagegen drei oder mehr

Inzidenz

- Frauen: 4–5 / 100 000
- Männer: 7,2 / 100 000
- Jährliche Inzidenz für beide Geschlechter ab dem 70. Lebensjahr ca. 0,25 %

Geschlechtliche Verteilung

Frauen : Männer = 3 : 2.

Verlauf (Abb. 4.2)

- Bei Beginn einer Trigeminusneuralgie gelegentlich prodromaler Schmerz in einem trigeminalen Versorgungsgebiet, oft zahnschmerzähnlich (= Prätrigeminusneuralgie)

- In der Anfangsphase kommen oft schmerzfreie Intervalle von > 1 Jahr vor

- Mit zunehmendem Alter werden die Schmerzpausen kürzer (und die Behandlung schwieriger)

- Komplette Spontanremissionen sind beschrieben

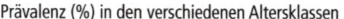

Prävalenz (%) in den verschiedenen Altersklassen

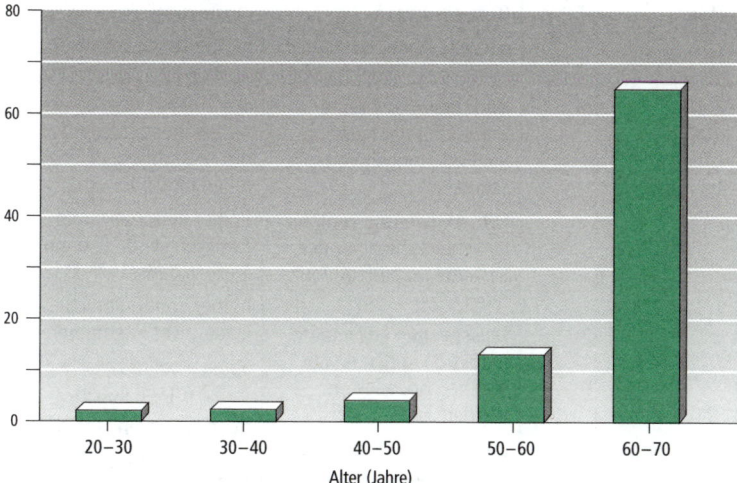

Abb. 4.2 Idiopathische Trigeminusneuralgie: Inzidenz

Therapie

Praxistipp
- Entscheidend ist die Prophylaxe, da die einzelne Schmerzattacke schnell abklingt und kaum behandlungsfähig ist
- Verhaltenstherapeutische Verfahren oder psychotherapeutische Ansätze sind nicht Erfolg versprechend und verzögern lediglich eine wirksame medikamentöse oder ggf. operative Therapie
- Im Notfall sind bei salvenartiger Häufung der Attacken (cave: Suizidalität) vorübergehend Opioide sinnvoll

Tab. 4.2 Trigeminusneuralgie: Medikamente erster und zweiter Wahl

Name	EBM-Krite-rien	Bemerkungen	Dosierung
Carba-mazepin (z.B. Tegretal®, Timonil®)	↑↑	Wirkung über direkte Hemmung der neurona-len Entladungsbereit-schaft Evtl. Aktivierung zentra-ler schmerzhemmender Systeme im periaquäduk-talen Grau Muss wegen Enzymauto-induktion in den ersten Wochen hochdosiert werden Initial 90 % Therapieerfolg Langzeittherapie nur bei 50 % befriedigend	3 × 200 mg oral / d, am besten in retardierter Form, bis 1200 mg / d, in Einzel-fällen bis 2400 mg / d Immer einschleichend dosieren (1−0−0, dann 1−1−0, dann 1−1−1) Immer kontinuierliche Gabe, nicht intermittierend Spiegel sollte zwischen 4−12 μg / ml liegen Bei nachlassendem Effekt Therapiepause von 6−8 Wochen Bei initialer Refraktärität und starken Schmerzen sollte unter Inkaufnahme möglicher NW rasch auf-dosiert werden
Oxcar-bazepin (z.B. Trileptal®, Timox®)	↑↑	Keto-Derivat Indiziert bei Therapie-refraktärität auf Carbamazepin Insgesamt dem Carba-mazepin ebenbürtig	1500 mg / d (etwa 1,5fache Dosierung von Carba-mazepin) Einschleichend dosieren
Gabapentin (z.B. Neurontin®)	↑	Gut verträglich, geringes NW-Potenzial Sowohl additiv als auch als Monotherapeutikum einsetzbar	Beginn mit 3 × 100 mg / d Rasche Aufsättigung (um 300 mg täglich) Tagesdosis zunächst 1800−2400 mg In Einzelfällen bis 5 g / d möglich

| Lamotrigin (z.B. Lamictal®) | ↑ | Schmerzfreiheit in 60–80% Geringes NW-Potenzial Sowohl additiv als auch als Monotherapeutikum einsetzbar | 600 mg/d Verlängerte Eindosierung zum Schutz vor allergischen Reaktionen beachten Evtl. überlappend mit anderem Präparat |
| Phenytoin (z.B. Zentropil®, Phenhydan®) | ↑↑ | Mittel zweiter Wahl Wirksamkeit meist erst nach 2 Wochen Bei vollausdosierter Monotherapie auch in Kombination mit Carbamazepin Initialer Therapieerfolg bei 50–70% | 3 × 100 mg/d, bis max. 400–500 mg/d Wegen langer HWZ evtl. auch als abendliche Einmaldosis möglich Immer einschleichend dosieren (1–0–0, dann 1–1–0, dann 1–1–1) Angestrebte Plasmakonz.: 14–23 µg/ml **Cave:** Exponentielle Kinetik |

4

Medikamentöse Behandlung (Tab. 4.2 und Tab. 4.3)

- Natriumkanalblocker: Carbamazepin, Oxcarbazepin (Mittel erster Wahl)
- Alternativ oder additiv: Gabapentin, Lamotrigin
- Wenn unzureichend: Phenytoin (Mittel zweiter Wahl)
- Wenn unwirksam: Kombination aus Carbamazepin und Phenytoin
- Wenn immer noch unwirksam:
  - Kombination beider Substanzen mit Clonazepam / Baclofen / Pimozid (Mittel dritter Wahl)
  - Versuchsweise Misoprostol (Mittel dritter Wahl)

Merke
Die medikamentöse Behandlung hat gegenüber jeglichen invasiven Verfahren Vorrang, da bei fast gleicher Effektivität weniger und korrigierbare NW / Risiken bestehen.

Tab. 4.3 Trigeminusneuralgie: Medikamente dritter Wahl, additive Medikamente

Name	EBM-Krite-rien	Bemerkungen	Dosierung
Misoprostol (z.B. Cytotec®)	↑	Vor allem bei Trigeminus-neuralgie in Kombination mit einer Encephalo-myelitis disseminata Additiv zu allen Substanzen	$2-4 \times 200 \ \mu g/d$
Baclofen (z.B. Lioresal®)	↑	Bei Unverträglichkeit/Unwirksamkeit von Carba-mazepin oder Phenytoin Allein nicht ausreichend wirksam, daher immer in Kombination mit einer der beiden Substanzen Möglichst nicht > 4 Wo-chen geben, v.a. nicht bei älteren Patienten Effektiv bei 74% der Patienten	$3-4 \times 5-10 \ mg/d$ Bis max. $4 \times 20 \ mg/d$
Topiramat (z.B. Topamax®)	↑	In Einzelfällen als wirk-sam beschrieben Geeignet bei über-gewichtigen Pat. mit Trigeminusneuralgie	$200-300 \ mg/d$
Pimozid (z.B. Orap®)	↔	Neuroleptikum, Wirkung über Blockade von Dopa-minrezeptoren Wegen NW nur als Alter-nativpharmakon bzw. als additiv zu gebende Substanz Möglichst nur kurz verabreichen	$2-4 \ mg/d$ In Einzelfällen langsam steigern von 4 mg/d bis max. 12 mg/d

| Clonazepam (z.B. Rivotril®) | ↔ | Potentes Antikonvulsivum Add-on-Therapie: Bei ca. 40–70 % der Patienten Besserung | 3–8 mg/d Langsam ein- und wieder ausschleichen |
| Valproinsäure (z.B. Ergenyl chrono®) | ↔ | Effektiv bei ca. 50 % der Patienten mit Neuralgien Maximale Wirkung tritt erst nach Wochen ein Zur Mitbehandlung von Migräne oder Spannungskopfschmerzen geeignet | 1500–2000 mg/d In Einzelfällen bis 4000 mg/d Einschleichend dosieren |

4

Tab. 4.4 Trigeminusneuralgie: Operative Therapie

Mittel erster Wahl	Mittel zweiter Wahl	Mittel dritter Wahl
Mikrovaskuläre Dekompression (nach Janetta) Perkutane Thermokoagulation des Ganglion Gasseri (nach Sweet)	Perkutane retroganglionäre Glycerol-Instillation (nach Hakanson)	Perkutane Mikrokompression des Ganglion Gasseri Intradurale Durchschneidung der sensiblen trigeminalen Wurzeln (nach Dandy) Reizstrombehandlung

Praxistipp
- Monotherapie bevorzugen
- Rasche und konsequente Aufsättigung bis zur Schmerzfreiheit oder bis zum Auftreten nicht mehr tolerabler NW
- Erst bei Therapieresistenz nach Hochdosierung einer Substanz Wechsel oder Kombination
- Wegen gerade bei älteren Patienten unter Langzeitbehandlung und hohen Dosen auftretenden mitunter starken NW
  - Niedrigste Dosierung verwenden, die gerade noch wirksam ist
  - Nach 4- bis 6-wöchiger Anfallsfreiheit unter medikamentöser Therapie Dosisreduktion oder Auslassversuch
  - Mehrfachgabe kleinerer Dosen auf den Tag verteilt

Operative Therapie (Tab. 4.4)

> **Cave**
> - Operative Revisionen erst bei unbefriedigender, vollausdosierter medikamentöser Behandlung oder bei starken, nicht tolerablen NW oder jungen Menschen zur Vermeidung einer jahrelangen medikamentösen Therapie
> - Nur, wenn Gefäß-Nerven-Kontakt als wahrscheinliche Ursache gelten kann (MR und MR-Angiographie)
> - Praktisch alle destruktiven Eingriffe hinterlassen Sensibilitätsstörungen in mindestens 20 %
> - Unter allen Umständen müssen unnötige Zahnextraktionen oder andere operative Verfahren im Bereich der NNH oder am Ohr verhindert werden. Das Schmerzgeschehen hängt nicht damit zusammen und es besteht überdies die Gefahr der Traumatisierung peripherer Nerven und der Entwicklung einer (Trigeminus-) Neuropathie

Mikrovaskuläre Dekompression (nach Janetta)

- Charakteristika:
  - Mittel erster Wahl
  - Einzige nicht-destruktive operative Methode
  - Vor allem bei jüngeren Patienten
- Durchführung:
  - Nach suboccipitaler oder retromastoidaler Trepanation und Duraeröffnung Freipräparation der Nerven und Gefäße
  - Einlage von Kunststoffschwämmchen (Teflon) zwischen Arterie und Nerv oder Verlagerung des Gefäßes mit Fixierung
- Outcome:
  - Therapieerfolg > 90 %
  - Ohne vorherige andere operative Verfahren: 80 % beschwerdefrei
  - Mit vorherigen anderen destruktiven Eingriffen: 50 % beschwerdefrei
  - Bei Rezidiven Wiederholungs-OP nötig (in ca. 7–10 % der Fälle)
  - Geringste NW-Rate an Dysästhesien, Keratiden oder Taubheit
  - Höchste NW-Rate an Blutungen, Hämatomen, Infarkten (je nach Erfahrung des Operateurs von ca. 3 %)
  - Mortalität ca. 0,2 %

Perkutane Thermokoagulation des Ganglion Gasseri (nach Sweet)

- Charakteristika:
  - Mittel erster Wahl
  - Bei älteren Patienten (> 70 Jahre)
  - Bei Pat. in schlechtem AZ und erhöhtem OP-Risiko
  - Bei Patienten mit gleichzeitiger Encephalomyelitis disseminata
- Durchführung:
  - Punktionskanüle wird unter Narkose neben dem Mundwinkel durch das Foramen ovale bis zu den retroganglionären Fasern vorgeschoben (Trepanation entfällt)
  - Dann Hochfrequenz-Thermoläsion (65–75 °C) bis zur Analgesie, nicht jedoch Anästhesie (A-α- und -β-Fasern sind aufgrund des Myelins thermoresistenter)
- Outcome:
  - Erfolgsrate ähnlich der Janetta-OP (> 90 %)
  - Von allen Methoden die geringste Mortalität / Morbidität
  - Anaesthesia dolorosa in ca. 1 % der Fälle
  - Leichte Dysästhesien in ca. 6–7 % der Fälle
  - Rezidivrate zwischen 12 und 28 % nach 7 Jahren
  - Meist sind bis zu drei Koagulationszyklen zur Schmerzfreiheit notwendig
  - Problemlose Wiederholung möglich, aber die Zahl bleibender Sensibilitätsstörungen steigt

Perkutane retroganglionäre Glycerol-Instillation (nach Hakanson)

- Charakteristika:
  - Mittel zweiter Wahl
  - Methode wird nur an wenigen Zentren durchgeführt
- Durchführung:
  - Punktion mit dünner Kanüle durch das Foramen ovale bis in das Cavum Meckeli
  - Dann Instillation von 0,2–0,5 ml Glycerol, das sich in die trigeminalen Äste ausbreitet
  - Nur nicht oder wenig myelinisierte nozizeptive Fasern werden dadurch neurotoxisch ausgeschaltet
- Outcome:
  - Bei gewünschter Ausschaltung des 1. Trigeminusastes in etwa gleiche Erfolgsraten wie andere Verfahren, bez. des 2. oder 3. Astes Erfolge deutlich geringer als nach Thermokoagulation

- Häufige, teils anhaltende Sensibilitätsstörungen durch Neurotoxizität (> 50 % initial nach OP, 20 % nach 2 Jahren)
- Rezidivquote bei 30–40 %

Perkutane Mikrokompression des Ganglion Gasseri
- **Charakteristika:**
  - Mittel dritter Wahl
  - Neuere Methode
  - Verfahren einfacher und kürzer
- **Durchführung:** Mit Fogarty-Ballonkatheter Aufbau eines intraluminalen Druckes von 1200 mmHg über 5 Minuten
- **Outcome:**
  - Erfolgsraten 80–90 %
  - Rezidivraten hoch, 20–50 %
  - NW: RR-Anstieg, Dysästhesien im Gesicht

Intradurale Durchschneidung der sensiblen trigeminalen Wurzel (nach Dandy)
- **Charakteristika:**
  - Mittel dritter Wahl
  - Großer und risikoreicher Eingriff
  - Indiziert, wenn kein Gefäß-Nerven-Kontakt gefunden wird
- **Outcome:**
  - Gute bis sehr gute Erfolge in 70 %
  - Versagen in 30 % der Fälle

Reizstrombehandlung
- **Charakteristika:**
  - Mittel dritter Wahl
  - Bei atypischer TN nach destruktiven Eingriffen und sekundär entstandener Anaesthesia dolorosa
  - Nach wirkungsloser Wiederholung oben genannter Verfahren
- **Durchführung:** Über perkutan implantierte Elektroden im Ganglion Gasseri oder im zentralen Höhlengrau des Hirnstamms Applikation von Strom
- **Outcome:** Erfolg in ca. 40 % der Fälle

Behandlungserfolg

- Medikamentöser Behandlungserfolg: 70 % der Patienten im ersten Jahr
- Behandlungserfolg nach Operation: Ca. 80 %, Rezidivrate 20 %

4.2.2 Idiopathische Glossopharyngeusneuralgie (ICD10: G44.847, ätiol.: G52.10)

Klinik

4

- **Art des Schmerzes:**
  - Blitzartig einschießende Schmerzattacken
  - Sekunden- bis minutenlang anhaltend
  - Danach minutenlange Refraktärphasen ohne Triggerbarkeit
  - Bei 70 % der Patienten monatelange Remissionen
- **Lokalisation:**
  - Einseitig im Bereich des Schlundes / Rachens bis zum Ohr ziehend (Tragus)
  - Im Bereich des Kieferwinkels oder der Zunge
  - Häufiger links als rechts (3 : 2)
  - Beidseits in 12–25 %
- **Charakter:** Brennend, stechend, scharf
- **Intensität:** Sehr stark, meist aber geringer als bei der Trigeminusneuralgie
- **Triggerung:** Trinken, schlucken, kauen, husten, räuspern, gähnen, sprechen
- **Übrige Charakteristika:**
  - Vermeidungsverhalten (durch Symptomatik, die durch die Triggerung ausgelöst wird) bis hin zu Exsikkose und Mangelernährung
  - Verschiedene Varianten bekannt:
    Otalgische / tympanische Variante mit Schmerzprimum im Ohr oder neben dem Kieferwinkel
    Kardiovaskuläre Variante mit Bradykardie, Blutdruckabfall, Synkopen, Asystolie (sehr selten: in < 10 %)
  - Gleiches, stereotypes Reaktionsmuster
  - Keine neurologischen Defizite
  - Diagnostisch wegweisend ist die Besserung auf 10 %iges Kokain- / Anästhesin-Rachenspray

Diagnostik

- **CCT:** Schädelbasisaufnahme in Dünnschnitten mit Knochenfenster, ggf. mit KM
- **HWS-Röntgen:** Ausschluss knochendestruierender Prozesse
- **Cerebrales NMR:** Ausschluss cranio-cervicaler Übergangsanomalien

Epidemiologie

Prävalenz

- Sehr selten auftretend
- Verhältnis TN : GN = 75 : 1

Geschlechtliche Verteilung

Keine geschlechtliche Dominanz.

Verlauf

- Altersgipfel zwischen 50 und 60 Jahren
- Im Gegensatz zur TN häufige Spontanremission über Monate bis Jahre in 70 %

Cave
Verdacht auf symptomatische Ursache besteht bei:
- Patienten < 40 Jahre
- Beidseits auftretender Symptomatik
- Fehlender Schmerzfreiheit zwischen den Attacken
- Progredienz der Anfälle
- Neurologischen Herdsymptomen

Therapie

Merke
- Die medikamentöse Therapie der GN orientiert sich an der Therapie der TN
- Operative Verfahren sind auch hier nur bei unbefriedigendem medikamentösen Erfolg oder klinischem Verlauf ohne signifikante Remissionen indiziert

Medikamentöse Therapie

- Carbamazepin (Mittel erster Wahl)
- Phenytoin (Mittel zweiter Wahl) oder Gabapentin
- Alternativ bzw. additiv Baclofen bzw. Pimozid

Operative Therapie

Mikrochirurgisch vaskuläre Dekompression

4

- Suboccipitale Trepanation
- Freipräparation der Gefäß-Nerv-Kontakte (A. cerebelli inf. ant., A. cerebelli sup., A. vertebralis, persistierende A. hypoglossi)
- Erfolg in 70 % mit kompletter Beschwerdefreiheit
- NW:
  - Husten, Heiserkeit
  - Kleinhirnschädigung
  - Hörverlust
  - Liquorleck mit Kopfschmerzen

Selektive perkutane Thermoläsion des N. IX

- Über lateralen cervicalen Zugang durch das Foramen jugulare
- Einfachste und schonendste Methode
- Auch bei schwer kranken Patienten anwendbar

Durchtrennung der Nervenwurzel des N. IX

- Intradurale Durchschneidung am Foramen jugulare
- Nach suboccipitaler Trepanation oder besser durch pharyngealen Zugangsweg
- Je nach klinischen Symptomen (otalgische, kardiovaskuläre Variante) auch Durchtrennung des N. intermedius oder der oberen Vaguswurzeln
- Erfolg 80–90 %
- NW: Bei 20–30 %
  - Bleibende Schluckstörungen
  - Sensible Defizite
  - Nach doppelseitiger Durchschneidung auch Gaumensegelparese

4.3 Seltenere neuralgiforme Schmerzsyndrome

4.3.1 N.-intermedius-Neuralgie (Neuralgie des Ganglion geniculi) (ICD10: G44.847, ätiol.: G51.80)

Klinik

- **Art des Schmerzes:** Kurze und plötzlich einschießende Schmerzattacken
- **Frequenz:** Von wenigen Attacken / Woche bis zu 100 Attacken / Tag
- **Lokalisation:** In der Tiefe des Ohres bis ins Mastoid, in den Gaumen, Nacken oder in die Nase ausstrahlend
- **Intensität:** Hoch
- **Charakter:** Elektrisierend, scharf, oberflächlich, brennend
- **Triggerung:** Durch Berührung an der hinteren Wand im äußeren Gehörgang
- **Übrige Charakteristika:** Manchmal ist der Schmerz begleitet durch Tränen- und Speichelsekretionsstörungen oder einem verminderten Geschmacksempfinden bzw. Parageusien

Epidemiologie

- Seltene Erkrankung
- Häufig assoziiert mit Herpes-Zoster-Infektion (dann meist mit N.-facialis-Parese)

Therapie

- Carbamazepin
- Vaskuläre Dekompression
- Neurektomie
- Perkutane trigeminale Traktotomie / Nukleotomie

4.3.2 N.-laryngeus-superior-Neuralgie
(ICD10: G44.847, ätiol.: G52.20)

Klinik

- **Art des Schmerzes:** Kurze und plötzlich einschießende Schmerzattacken
- **Frequenz:** Evtl. bis 20-mal/d auftretende Schmerzattacken, Sekunden bis 2 Minuten anhaltend, selten auch Minuten bis Stunden
- **Lokalisation:** Im Rachen, in der Submandibularregion (durch Schädigung des Ramus internus an der Durchtrittsstelle der Membrana hypothyreoidea) oder unterhalb des Ohres
- **Intensität:** Hoch
- **Charakter:** Elektrisierend, scharf, oberflächlich, brennend
- **Triggerung:**
  - Durch Schlucken, Überanstrengung der Stimme oder Drehen des Kopfes
  - Triggerpunkt ist dabei der seitliche Anteil des Rachens über der Membrana hyothyreoidea
- **Übrige Charakteristika:**
  - Laryngitis/Pharyngitis sind Risikofaktoren
  - Nach Abklingen der Attacken besteht noch eine für Tage bis Wochen anhaltende Anfälligkeit

Epidemiologie

- Sehr seltene Erkrankung
- Einzelne symptomatische Formen (Pharynxdivertikel) sind beschrieben

Therapie

- Carbamazepin
- Lokalanästhesierende Injektionen an der Durchtrittsstelle des Nervs durch die Membran
- Alkohol- oder Phenolinjektion in den Nerv
- Operative Durchtrennung des Nervs

4.3.3   N.-occipitalis-Neuralgie (ICD10 G44.847, ätiol.: G52.80)

Klinik

- **Art des Schmerzes:** Kurze und plötzlich einschießende Schmerzattacken
- **Frequenz:** Evtl. bis 20-mal / d auftretende Schmerzattacken, Sekunden bis 2 Minuten anhaltend, selten auch mehrere Minuten bis Stunden
- **Lokalisation:** Unilaterale Schmerzattacken im Versorgungsbereich des N. occipitalis major oder minor (durch Schädigung des Nervs an der Durchtrittsstelle durch die Trapeziussehnenplatte oder an der Kreuzungsstelle mit der A. vertebralis)
- **Intensität:** Hoch
- **Charakter:** Stechend („Messerstich", „elektrischer Schlag")
- **Triggerung:** Durch Kämmen der Haare oder Berührung der entsprechenden Hautareale
- **Übrige Charakteristika:**
  - Im Intervall kann ein dumpfes Schmerzempfinden persistieren
  - Der betroffene Nerv ist druckdolent
  - Begleitend treten selten Dysästhesien oder Hypästhesien im gleichen Gebiet auf

Epidemiologie

- Seltene Erkrankung
- Zahlreiche symptomatische Formen bekannt:
  - Anomalien des cranio-cervicalen Überganges
  - Atlanto-axiale Arthrose / Arthritis
  - Nach HWS-Bewegungsverletzung
  - Nach Atlasfraktur

Therapie

- Carbamazepin
- Leitungsblockade durch Injektion eines Lokalanästhetikums
- Neurolyse oder Durchtrennung des Nervs
- Rhizotomie der dorsalen Anteile der Wurzeln C1–C4 (wegen zahlreicher Anastomosen)

4.3.4 N.-auriculotemporalis-Neuralgie (Freye-Syndrom; ICD10: G44.847, ätiol.: G52.81)

Klinik

- **Art des Schmerzes:** Kurze und plötzlich einschießende Schmerzattacken
- **Frequenz:** Evtl. bis 20-mal/d auftretende Schmerzattacken, wenige Sekunden bis Minuten anhaltend
- **Lokalisation:** Bereich der Schläfe, präaurikulär oder oberhalb des Ohres
- **Intensität:** Hoch
- **Charakter:** Stechend („Messerstich", „elektrischer Schlag")
- **Triggerung:** Durch Kauen und besonders durch Geschmacksreize
- **Übrige Charakteristika:**
  - Häufig gefolgt von Schweißsekretion in den betroffenen Gebieten (Hyperhidrose)
  - Parästhesien in den betroffenen Hautarealen
  - Oftmals lokale Hautrötung

Epidemiologie

- In der klassischen Form selten
- Geschmacksschwitzen ohne Schmerz wesentlich öfter auftretend
- Als symptomatische Form nach OP in Halsbereich, nach Parotitiden oder Abszessen

Therapie

- Alkoholinjektionen
- Operative Ausschaltung des N. glossopharyngeus
- Carbamazepin oder andere Antikonvulsiva meist nur wenig wirksam

4

4.3.5 Raeder-Syndrom (ICD10: G52.7)

Klinik

- Einseitige Schmerzattacken im Versorgungsgebiet des N. supraorbitalis
- Inkomplettes Horner-Syndrom (ohne Enophthalmus und ohne Schweißsekretionsstörung) durch Beteiligung des sympathischen Nervengeflechts um die A. carotis interna
- Meist progredienter Verlauf
- Sensible Defizite im Bereich des N. supraorbitalis
- Zusätzliche Ausfälle anderer parasellär gelegener Nerven
- Meist symptomatisch durch Tumore in der mittleren Schädelgrube, Frakturen der Schädelbasis, Aneurysmata der A. carotis int., Felsenbeinspitzen-Infektionen, etc.

Therapie

- Wie Cluster-Kopfschmerzen
- Bei symptomatischer Ursache kausale Therapie

4.3.6 N.-nasociliaris-Neuralgie / Charlin's-Syndrom (ICD10: G44.847, ätiol.: G52.81)

Klinik

- Einseitige Schmerzattacken am inneren Augenwinkel und Nasenwurzel
- Begleitend Nasensekretion, Schleimhautkongestion und Blepharospasmen

Therapie

Bestreichen der Nasenschleimhaut mit 5 %igen Kokain-Adrenalin-Nasentropfen.

> **Merke:** Anästhesierende Augentropfen helfen nicht.

4.3.7 Neuralgie des Ganglion pterygopalatinum (Sluder-Neuralgie)

4

Klinik

- Einseitige Schmerzen in der Orbita und an der Nasenwurzel bis in den Kiefer und in den Rachen
- Schmerzattacken dauern zwischen 10 Minuten und 2 Stunden
- Autonome Begleitsymptome

Therapie

Operative Ausschaltung des Ganglion pterygopalatinum.

4.4 Atypischer Gesichtsschmerz (ICD10: G44.847, ätiol:. G50.1)

Der Begriff atypischer Gesichtsschmerz wurde erstmalig von Frazier und Russel 1924 eingeführt und galt ursprünglich der Abgrenzung zur klassischen (typischen) Trigeminusneuralgie. Leider wird der Begriff noch heute für nicht klassifizierte Schmerzsyndrome des Gesichts, kurzum für alle Gesichtsschmerzen, die nicht neuralgiform auftreten, verwendet. Zwangsläufig ergibt sich ein Sammelsurium an Schmerzsyndromen, zu denen gute kontrollierte Studien weitgehend fehlen. Demgegenüber steht, dass der atypische Gesichtsschmerz bei weitem nicht selten ist und mit einem erheblichen Leidensdruck einhergeht. Patienten mit atypischen Gesichtsschmerzen werden primär von Zahnärzten gesehen, und diese sehen sich meist mit dem expliziten Wunsch des Patienten konfrontiert, einen oder mehrere Zähne zu ziehen. Früher oder später geschieht dies auch und unterhält damit das Syndrom. Der erste Schritt einer erfolgreichen Therapie besteht in der Aufklärung und Verhinderung weiterer invasiver Eingriffe.

4.4.1   Einteilung

Neben der klassischen Verlaufsform rechnen manche Autoren auch die atypische Odontalgie zum atypischen Gesichtsschmerz.

4.4.2   Klinik

Klassische Form (Abb. 4.3)

- **Art des Schmerzes:** Fluktuierender Dauerschmerz
- **Frequenz:**
  - Täglich auftretend
  - Über den Tag undulierend andauernd
- **Lokalisation:**
  - Im Ausbreitungsgebiet einer Gesichtshälfte (⅓ auch beidseits)
  - Maximum meist über Wangen, Oberkiefer, evtl. ausstrahlend in Kiefer, Hinterkopf, Ohr, Schulter, Arm.
  - Oft schlecht lokalisierbar, mitunter fleckförmig
- **Intensität:** Mittel (VAS 6 / 10)
- **Charakter:**
  - Wühlend, krampfartig, dumpf drückend, manchmal auch brennend, in der Tiefe empfunden
  - Nicht elektrisierend oder neuralgiform
- **Triggerung:** Sehr häufig, z. B. durch Kältereize oder Berührung
- **Übrige Charakteristika:**
  - In den meisten Fällen entwickelt sich die Symptomatik im Anschluss an kleinere Traumata (Zahnbehandlung, HNO-Eingriffe)
  - Oft haben Patienten bereits eine Odyssee an Arztbesuchen hinter sich (> 3)
  - Keine sensiblen Defizite oder anderweitige Ausfälle, jedoch beschreiben die Patienten oft (> 60 %) Dysästhesien und Parästhesien, Schwellungen oder Überwärmungsgefühle

> **!** **Cave:** Klassisch für den atypischen Gesichtsschmerz ist eine Triggerung oder Verstärkung der Gesichtsschmerzen durch Kälte, seltener auch Berührung. Dies darf nicht mit einer Trigeminusneuralgie verwechselt werden.

4

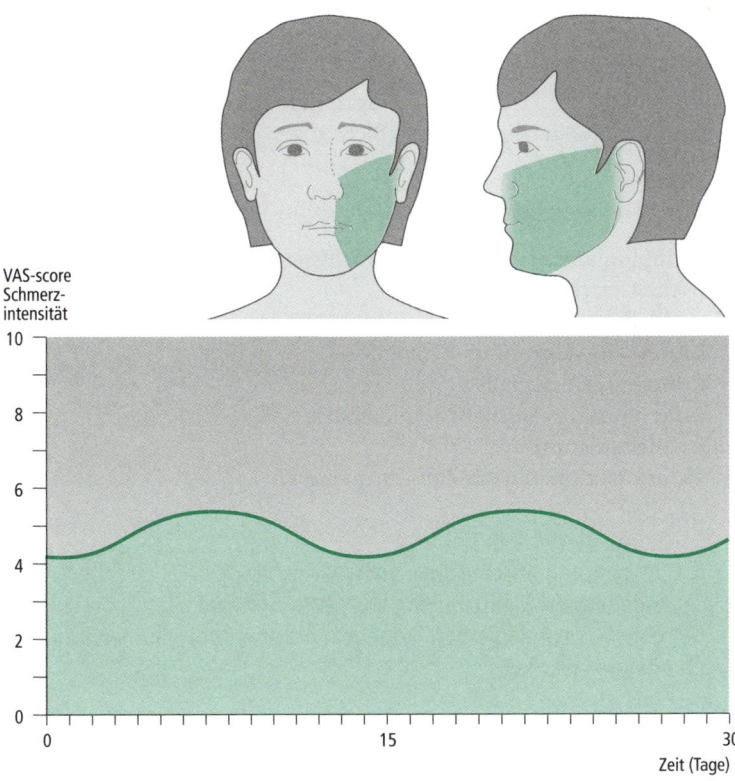

Abb. 4.3 Atypische Gesichtsschmerzen: Lokalisation und Schmerzverlauf

Atypische Odontalgie

- Nach Zahnextraktion oder kieferchirurgischen Eingriffen auftretend
- Scharf begrenzte Schmerzareale in der Maxillar- oder Mandibularregion
- Nur selten ausstrahlend
- Spitz oder dumpf klopfender Schmerzcharakter
- In Kopftieflage meist verstärkt

151

4.4.3 Diagnostik

- Neurologische Untersuchung
- Bildgebung: NNH, Schädel-Röntgen mit Sinus, ggf. cerebrales NMR
- Konsil: HNO-ärztlich, zahnärztlich, augenärztlich

4.4.4 Differenzialdiagnosen (Tab. 4.5)

Die Symptomatik des atypischen Gesichtsschmerzes kann auch symptomatische Ursachen haben:
- Medikation mit Neuroleptika
- Tumore im Trigeminus- / Ganglion-Gasseri-Bereich
- Tumore des N. facialis
- Tumore im Kleinhirn-Brückenwinkel
- Schädelbasistumore
- Kieferinfektionen nach Zahnextraktionen

Cave
Ein symptomatischer atypischer Gesichtsschmerz ist selten. Bei Änderung der klinischen Beschwerdesymptomatik kann, bei Änderung der neurologischen Befunde muss eine Kontrolluntersuchung erwogen werden.

4.4.5 Epidemiologie (klassische Form)

Prävalenz

- In 90 % der Fälle sind Frauen betroffen
- Meist zwischen dem 30. und 60. Lebensjahr

Verlauf

- Oft entwickeln sich die Beschwerden während oder nach verschiedenen Gesichtsoperationen oder im zeitlichen Zusammenhang mit ungünstigen Lebensereignissen bzw. lang andauernden Problemen
- In 50 % existieren auch intermittierende Phasen von Beschwerdefreiheit

Tab. 4.5 Differenzialdiagnose des atypischen Gesichtsschmerzes

Differenzialdiagnose	Abgrenzung zum atypischen Gesichtsschmerz
Temporomandibular-Syndrom (Costen-Syndrom)	Schmerzprimum präaurikular oder in Masseterregion
	Verstärkt bei Bewegung im Kiefergelenk
	Verhärtete Kaumuskulatur
	Schmerzauslösung durch Druck auf Kaumuskulatur (Myalgien)
	Evtl. eingeschränkter artikulärer Bewegungsumfang oder Knacken bei Kieferöffnung
	Besserung durch Infiltration mit Lokalanästhetika oder Botulinumtoxin
Gesichtsschmerz zentraler Genese	Operation oder Nervenverletzung in der Anamnese
	Meist zusätzlich Dysästhesien / Hyperästhesie im Verlauf des betroffenen Nervs
	Andere neurologische Defizite häufig
	Verschiedene Schmerzqualitäten
	Bildgebende Hinweise für ZNS-Schädigung
Postzosterische Neuralgie	Undulierender Dauerschmerz
	Brennend-bohrender Charakter
	Meist 1. Trigeminusast betroffen
	Akute Infektion in der Anamnese (bis 6 Monate zuvor)
	Dysästhesie, Narben oder Pigmentanomalien im betroffenen Dermatom
Trigeminus-neuropathie	Meist sensibles Defizit im Verlauf des betroffenen Nervs
	Oft nach kiefer- oder zahnchirurgischen Eingriffen
Chronische Sinusitis	Fieber, Schnupfen
	Schleimig-eitrige Sekretion aus der Nase
	Druckdolente NAP
	Verstärkung der Schmerzen beim Bücken

4

4.4.6 Therapie

Allgemeinmaßnahmen

- Kontinuierliche Betreuung durch denselben Arzt
- Pat. aufklären, dass
  - der Gesichtsschmerz nicht heilbar ist, aber der Schmerz gelindert werden kann
  - operative Eingriffe im HNO- oder ZMK-Bereich verstärkend wirken
- Patienten vor unsinnigen Behandlungen / Eingriffen bewahren
- Empfehlung, weiterhin zu arbeiten, damit der Schmerz nicht zentraler Punkt des alltäglichen Lebens und Denkens wird
- Verhaltenstherapeutische Verfahren wie Entspannungsverfahren und Biofeedback sind relativ effizient. Durch sie ist es möglich, Abwehrstrategien in alltäglichen Stresssituationen zu trainieren und zu lernen, mit dem Schmerz umzugehen
- Psychotherapie

Medikamentöse Therapie (Tab. 4.6 bis Tab. 4.8)

- Amitriptylin (Mittel erster Wahl), auch in Kombination mit Gabapentin
- Carbamazepin oder Phenytoin (Mittel zweiter Wahl)
- Versuchsweise (Mittel dritter Wahl):
  - Neuroleptika oder MAO-Hemmer (Thioridazin, Tranylcypromin)
  - β-Blocker (Propranolol)
  - Lokale Behandlung mit Capsaicin-Creme

Cave
- Operative Eingriffe im Mund, Kiefer und Gesichtsbereich (z. B. Zähne ziehen lassen) sind oftmals die Auslöser der Schmerzsymptomatik; erneute Eingriffe sind unangemessen oder gefährlich und verstärken den Schmerz
- Trotzdem sollte einmalig zahnärztlich überprüft werden, ob eine störungsfreie Okklusion vorliegt oder die Kondylen fehlpositioniert sind. Der Aufbissschiene und seltener der operativen Korrektur kommt in diesen Fällen die entscheidende Bedeutung zu

Tab. 4.6 Atypischer Gesichtsschmerz: Mittel erster Wahl

Substanz	EBM-Kriterien	Bemerkungen	Dosierung
Amitriptylin (z. B. Saroten®)	↑↑		50–75 mg/d, bis max. 150 mg/d
Amitriptylinoxid (z. B. Equilibrin®)	↑		60–90 mg/d, bis max. 120 mg/d
Clomipramin (z. B. Anafranil®)	↔	Ersatzweise	50–100 mg/d, bis max. 150 mg/d

Tab. 4.7 Atypischer Gesichtsschmerz: Mittel zweiter Wahl

Substanz	EBM-Kriterien	Bemerkungen	Dosierung
Carbamazepin (z. B. Tegretal®)	↔	Eher bei episodisch exazerbierenden Formen des atypischen Gesichtsschmerzes	300–1200 mg/d, bis max. 2400 mg/d Täglich um 100 mg steigerbar Meist reichen täglich 3 × 200 mg (1–1–1; also 600 mg/d)
Diphenylhydantoin (z. B. Phenhydan®)	↔	Ersatzweise bei Versagen der Therapie mit Carbamazepin	300 mg/d, bis max. 400 mg/d Evtl. als Abenddosis

Tab. 4.8 Atypischer Gesichtsschmerz: Mittel dritter Wahl (nach Meinung der Autoren meist nutzlos)

Substanz	EBM-Kriterien	Bemerkungen	Dosierung
Thioridazin (z. B. Melleril®)	↔	Neuroleptikum, versuchsweise additiv	25–75 mg/d, bis max. 100 mg/d
Tranylcypromin (z. B. Parnate®)	↔	MAO-Hemmer, versuchsweise additiv	20 mg/d, bis max. 40 mg/d
Propranolol (z. B. Dociton®)	↔	β-Blocker, versuchsweise additiv	80–120 mg/d, bis max. 240 mg/d

4

Behandlungserfolg

Behandlungserfolg medikamentös: 60 % der Patienten im ersten Jahr, in 30 % anhaltender Erfolg.

4.4.7 Wichtige Adressen

Selbsthilfegruppe

Bundesverband dt. Schmerzhilfe
Sietwende 20
21720 Grünendeich
Tel.: 04142-81 04 34
Fax: 04142-81 04 35.

Internetadressen

- Internetportal der Deutschen Migräne- und Kopfschmerzgesellschaft (DMKG): http://www.dmkg.de (Kopfschmerzexperten und Adressenlisten, Kliniklisten, News und Links)
- Aktuellste Literatur http://www.kopfschmerz-new.de

Literatur

Therapieleitlinien der DMKG:
Soyka, O., Pfaffenrath, V., Steude, U., Zenz, M.: Therapie und Prophylaxe von Gesichtsneuralgien und chronischen Gesichtsschmerzen anderer Provenienz. Nervenheilkunde 16, 243–249 (1997).
Wird gerade überarbeitet; neuer Text unter http://www.dmkg.de.

4.5 Burning-mouth-Syndrom (ICD10: G.44.80)

Diese Schmerzform ist vermutlich eine eigene Krankheitsentität, wird aber von vielen Autoren als Sonderform des atypischen Gesichtsschmerzes gewertet. Letztlich meist von Zahnärzten gesehen (der Lokalbefund ist unauffällig), wird sie von Neurologen ignoriert. Die (umfangreiche) Literatur findet sich dementsprechend in zahnärztlichen Journalen. Weiterhin existiert ein „Burning-tongue-Syndrom", bei dem nur die Zunge betroffen ist.

4

4.5.1 Klinik

- **Art des Schmerzes:** Dauerschmerz
- **Lokalisation:** Mundhöhle, Wange und Gaumen, nicht selten einseitig. Manchmal ist ausschließlich die Zunge betroffen (burning tongue syndrome)
- **Charakter:** Brennend
- **Intensität:** Mittel
- **Triggerung:** Nein
- **Autonome Beteiligung:** Typische autonome Begleitsymptome fehlen
- **Übrige Charakteristika:**
  - Nicht selten mit depressiver Episode vergesellschaftet
  - Normale Mundschleimhaut!
  - Häufig auch Trockenheitsgefühl und Geschmacksverlust oder -missempfindungen

4.5.2 Epidemiologie

- Etwa 4 % der Frauen nach Menopause
- Frauen : Männer = 7 : 1
- Betrifft v.a. ältere Patientinnen in oder jenseits der Menopause (40–70 Jahre)

4.5.3 Therapie

- Versucht werden können
  - Amitriptylin
  - Carbamazepin
  - Gabapentin
- Lokal Capsaicin-Creme

5

Sekundäre Gesichtsschmerzen

5.1 Einteilung

- Zentrale und Deafferentierungsschmerzen
  - Thalamusschmerz
  - Chronischer Gesichtsschmerz zentraler Genese
  - Anaesthesia dolorosa
  - Trigeminusneuropathie

- Gesichtsschmerzen durch Augenerkrankungen oder mit Augenbeteiligung
  - Akutes Glaukom
  - Refraktionsanomalien
  - Tolosa-Hunt-Syndrom

- Gesichtsschmerzen durch infektiöse / postinfektiöse Erkrankungen
  - Chronisch postherpetische / postzosterische Neuralgie
  - Sinusitis

- Symptomatische Hirnnervenneuralgien
  - Symptomatische Trigeminusneuralgie
  - Symptomatische Glossopharyngeusneuralgie

Aus der Vielzahl der Erkrankungen mit symptomatischen Gesichtsschmerzen sind nachfolgend diejenigen erwähnt, die im klinischen Alltag die größte Bedeutung besitzen. Im Vordergrund sollen jeweils der begleitende Schmerz und die wesentlichen klinischen Aspekte der Grunderkrankung stehen. Für eingehenderes und detaillierteres Studium der einzelnen zugrundeliegenden Erkrankungen, meist nicht neurologischer Provenienz, sei auf entsprechende Fachliteratur der HNO, der Ophthalmologie, der ZMK oder der Mikrobiologie verwiesen. Die Unterteilung Kopfschmerzen / Gesichtsschmerzen ist künstlich. Dominieren klinisch Gesichtsschmerzen, so können diese im weiteren Verlauf Kopfschmerzen verursachen, aber auch Teil eines Kopfschmerzsyndroms sein.

Die hier gegebenen Therapieempfehlungen folgen nicht streng den EBM-Kriterien, da für die einzelnen Erkrankungen meist keine validen Studien mit ausreichend großen Patientenzahlen vorliegen.

5.2 Zentrale und Deafferentierungsschmerzen

5.2.1 Definition

- Überbegriff zentral verursachter Schmerzen nach Schädigung nervaler Strukturen und Deafferentierung (OP, Trauma)
- Die Schmerzwahrnehmung in einem denervierten Areal kann ohne und mit Verlust eines Körperteils einhergehen:
  - Mit Verlust eines Körperteils = Phantomschmerz, z. B. nach Extremitätenamputation
  - Ohne den Verlust eines Körperteils = typischer Deafferentierungsschmerz

5.2.2 Formen

Thalamusschmerz (ICD10: G44.810, ätiol.: G46.21)

- Teilläsion im Thalamus (häufig lakunärer Infarkt, seltener Tumore oder AV-Malformation) oder im Verlauf thalamo-corticaler Schmerzleitungen.
- Der Halbseitenschmerz ist meist armbetont, nur selten ist auch das Gesicht betroffen.
- Es gibt allerdings auch selten rein thalamische Gesichtsschmerzen

Chronischer Gesichtsschmerz zentraler Genese (ICD10: G44.848, ätiol.: G53.80)

- Teilläsion im Trigeminuskerngebiet (Ncl. caudalis n. trigemini) oder im Verlauf trigemino-thalamischer Projektionsbahnen

Anaesthesia dolorosa (ICD10: 44.847, ätiol.: G50.800)

- Spontane Schmerzempfindung in einer gefühllosen Region
- Nach chirurgischen Eingriffen am trigeminalen Ganglion (z. B. nach Rhizotomie oder Thermokoagulation) in der Behandlung der Trigeminusneuralgie

- Nach vaskulären Läsionen im trigeminalen Kern- oder Projektionsgebiet
- Nach Traumata mit Lokalisation in trigeminalen Strukturen

Trigeminusneuropathie (ICD10: G50.09)

- Partielle Deafferentierung nozizeptiver Schmerzfasern

5.2.3 Klinik

Allgemein

5

- Nach cerebrovaskulärem Ereignis (Hirninfarkt, Blutung) bzw. operativem Eingriff oder Verletzung
- Schmerz tritt mit unterschiedlicher Latenzzeit nach dem Ereignis auf
- Selten isolierter Schmerz; meist mit neurologischen Defiziten verbunden
- Der Schmerz
  - Ist einseitig lokalisiert, hartnäckig persistierend
  - Hat dumpfen, brennenden oder stechenden Charakter
  - Kann sowohl kontinuierlich als auch wellen- oder attackenförmig verlaufen
  - Tritt spontan auf, kann aber auch im Gefolge andernorts begonnener Schmerzen auftreten

Speziell

Zentraler Gesichtsschmerz / Thalamusschmerz

Hemiparesen, Ataxien, Apraxien, Athetosen, Tremor, Horner-Syndrom, per definitionem kein Hinweis für eine periphere Nervenläsion.

Anaesthesia dolorosa

Hypästhesie / Anästhesie oder Hyperpathie / Allodynie im Versorgungsgebiet des trigeminalen Astes.

Trigeminusneuropathie

- **Art des Schmerzes:** Dauerschmerz im Versorgungsgebiet eines trigeminalen Astes
- **Frequenz:** Undulierender Verlauf (wellenförmig auf- und abschwellend)
- **Lokalisation:** Meist 2. oder 3. Ast
- **Intensität:** Mittel bis hoch
- **Charakter:** Unerträglich bohrend, wühlend
- **Triggerung:** Selten, aber möglich: Jegliche Berührung
- **Übrige Charakteristika:**
  - Häufig mit sensiblem Defizit im Ausbreitungsgebiet des betroffenen Hautastes verbunden
  - Häufig kieferchirurgische Interventionen, Zahnextraktionen oder OP im Bereich der NNH in der Anamnese

5.2.4 Diagnostik

Zentraler Gesichtsschmerz / Thalamusschmerz

- Anamnese (Infarkt, Trauma, OP, neurologische Erkrankung)
- Hinweise für zentrale Strukturschädigung im cerebralen Kernspintomogramm

Trigeminusneuropathie

- Anamnese (Trauma, OP, neurologische Erkrankung)
- Hinweise für Strukturschädigung im cerebralen Kernspintomogramm
- Evtl. abgeschwächter Cornealreflex
- Evtl. pathologisches Trigeminus-SEP
- Evtl. Amplitudenminderung und Latenzverlängerung im VEP
- Evtl. Denervierungszeichen im EMG der trigeminal versorgten Muskulatur (M. masseter)

5.2.5 Therapie

Medikamentöse Therapie

- Antidepressiva (ggf. additiv Gabapentin bis 2400 mg/d)
  - Amitriptylin (25–150 mg/d)
  - Clomipramin (25–150 mg/d)
  - Imipramin (50–150 mg/d)
  - Doxepin (30–150 mg/d)
- Antikonvulsiva
  - Carbamazepin (800–1600 mg/d)
  - Valproat (600–1200 mg/d)
  - Clonazepam (1,5–6 mg/d)
  - Gabapentin (900–1800 mg/d)
- Lokalanästhetika i.v. (Lidocain), unter Intensiv-Monitoring
- Mexiletin (150–900 mg/d)
- Baclofen (bis 80 mg/d; Beginn mit 3×5 mg/d)

> **Praxistipp**
> - Insgesamt äußerst refraktäre Schmerzen, selten ganz zu unterdrücken, nicht zu heilen
> - NSAR sind i.d.R. nicht wirksam
> - Opioide sind nicht sicher wirksam, aber vor dem Ergreifen ablativer Verfahren indiziert

Nicht-medikamentöse Therapie

- TENS-Gerät
  - In bis zu 60% der Fälle wirksam
  - Bei Langzeitanwendung ist mit einem Wirkungsverlust zu rechnen
- Psychologische Verfahren
  - Verhaltenstherapie zum Erlernen von Coping-Strategien
  - Biofeedback
  - Entspannungstechniken
- Elektrostimulation (als ultima ratio bei neuropathischen Schmerzen)
  - Perkutane Sondenimplantation im Ganglion Gasseri nach Steude
  - Operative Implantation einer Elektrode über einen subtemporalen Zugang nach Meyerson
  - Therapeutischer Effekt von 70–80%

5.3 Gesichtsschmerzen durch Augenerkrankungen oder mit Augenbeteiligung

5.3.1 Akutes Glaukom (ICD10: G44.843, ätiol.: H40)

Merke
Vor allem das Engwinkelglaukom verursacht anfallsartige Augen- und Gesichtsschmerzen. Das Weitwinkelglaukom – häufigste Ursache für den Grünen Star und eine Erblindung – bleibt meist asymptomatisch bis zum Eintreten irreversibler Schäden.

Hier wird deshalb nur auf das Engwinkelglaukom eingegangen.

Klinik

- **Art des Schmerzes:** Stechender, häufig pulsierender Schmerzcharakter, selten ähnlich dem Cluster-Kopfschmerz
- **Lokalisation:** Nach Beginn mit Sehverschlechterung und farbigen Ringen oder Lichtquellen heftige Augenschmerzen mit Ausstrahlung periorbital in das Gesicht und in den Kopf
- **Intensität:** Hoch bis unerträglich
- **Autonome Begleiterscheinungen:**
  Häufig Lakrimation, Chemosis und ziliare / konjunktivale Injektion
- **Übrige Charakteristika:** Vegetative Begleiterscheinungen wie Übelkeit und Erbrechen

Diagnostik

- **Pupille:** I. d. R. weit und reaktionsarm, evtl. sogar starr
- **Palpation des Bulbus:** Hart, Druckwerte bis 80 mmHg erhöht (normal 14–20 mmHg)
- **Spaltlampe:** Flache oder aufgehobene Vorderkammer, Epithelödem der Cornea

Therapie

Akuttherapie

- Pilocarpin-Augentropfen alle 10 Minuten
- Acetazolamid (Diamox®) oral (bis 3 × 500 mg/d) oder i.v.
- Osmotische Diurese mit Glycerin p.o. oder Mannit p.o. (je 20 %)
- Ggf. Miotika
- Gesichts-/Kopfschmerz: Paracetamol bis 3000 mg/d

Kausale Therapie

Basale Iridektomie.

5

Cave
- Dem frühzeitigen Erkennen der zugrundeliegenden Ursache kommt die entscheidende Bedeutung zu
- Ein Glaukom, auch wenn es gut behandelt ist, stellt eine Kontraindikation für die Behandlung mit trizyklischen Antidepressiva dar

5.3.2 Gesichts- und Kopfschmerz durch Refraktionsanomalien oder Heterophorie/Heterotropie (ICD10: G44.843, ätiol.: H52/H50)

Klinik

- **Lokalisation:** Stirnregion, periorbital und/oder in den Augen
- **Intensität:** Leicht bis mittel
- **Charakter:** Drückend, krampfartig
- **Triggerung:** Schmerz fehlt beim Aufwachen, nimmt zu bei
  - Müdigkeit, am Abend
  - Nach langem Blick in die Ferne
  - Nach besonderer Augenbeanspruchung
- **Übrige Charakteristika:**
  - Intermittierendes Verschwommensehen oder Doppelbilder
  - Schwierigkeiten beim Umstellen von Nah- auf Fernblick

> **Merke**
> Kopfschmerzen bei Refraktionsanomalien oder Heterotropie / Hetero-
> phorie sind nicht selten, werden aber selten von Neurologen gesehen.

5.3.3 Tolosa-Hunt-Syndrom (ICD10: G44.850)

- Granulomatöse Entzündung im Bereich der Orbitaspitze
- Ätiologie ist unbekannt
- Begleitend bei Kollagenosen

Klinik

- **Lokalisation:** Einseitiger kontinuierlich vorhandener Schmerz peri-
  orbital und / oder in den Augen
- **Intensität:** Moderat bis schwer
- **Dauer:** Ca. 8 Wochen pro Episode
- **Charakter:** Drückend, krampfartig
- **Übrige Charakteristika:**
  - Gleichzeitig Paresen der äußeren Augenmuskeln durch entzünd-
    liche Beteiligung von N. III, N. IV, N. VI
  - Selten Mitbeteiligung anderer nervaler Strukturen:
    Sympathicus: Pupillenveränderungen
    Ramus ophthalmicus n. trigemini: Sensible Ausfälle im Bereich von
    Stirn und Auge
    N. opticus: Schleiersehen, Farbabblassung
    N. facialis: Gesichtsmuskelschwäche unterschiedlicher Ausprägung

Diagnostik

- Hyperdensität mit KM-Aufnahme im Bereich von Sinus cavernosus
  und Fissura orbitalis superior
- Verschwinden der Kopfschmerzen innerhalb von 48 Stunden nach
  Beginn der Cortisontherapie

Epidemiologie

- Auch ohne Behandlung kommen gelegentlich Spontanremissionen vor
- Rezidive sind auch nach Jahren noch möglich

Therapie

- Prednison (100 mg/d 1–0–0), mit Magenschutz und regelmäßigen BB-Kontrollen
  - Rasche Regredienz der Beschwerden innerhalb von 3 Tagen
  - Therapie in dieser Dosierung über mind. 2 Wochen, dann Dosis langsam reduzieren
  - Erhaltungstherapie über 6 Monate
- Bei Rezidiven auch Azathioprin (3 × 50 mg/d, max. 200 mg/d)

5.4 Gesichtsschmerzen durch infektiöse/postinfektiöse Erkrankungen

5.4.1 Chronische postherpetische/postzosterische Neuralgie (ICD10: G44.847 + G53.0, ätiol.: B02.2)

Die Zosterneuralgie beruht auf einer Reaktivierung des Varicella-Zoster-Virus in den trigeminalen (ca. 25 %) oder Dorsalwurzelganglienzellen. Während der akuten Infektion kommt es zu einer hämorrhagischen Entzündung der Ganglien, die vorwiegend zu einer Demyelinisierung der großen Fasern führt und die kleineren unmyelinisierten Fasern intakt lässt. Dies erklärt die Entstehung einer Hypästhesie und Hyperpathie in dem betroffenen Areal. Der 1. Trigeminusast ist bevorzugt betroffen. Bei 10–15 % aller Herpes-Zoster-Patienten ist das Ganglion Gasseri betroffen, bei etwa 80 % dieser Patienten ausschließlich der 1. Trigeminusast. Beim Zoster ophthalmicus können Paresen des III., IV. und VI. Hirnnervs vorkommen, beim Zoster oticus mit Effloreszenzen im äußeren Gehörgang (Ramsay-Hunt-Syndrom) eine Facialisparese oder Hörstörungen. Bei einigen Patienten können der weiche Gaumen oder die oberen Cervicalwurzeln betroffen sein

Klinik

Der Schmerz kommt in folgenden drei Formen vor:
- Quälender, undulierender Dauerschmerz (Gefühl des „Wundseins"); brennender, bohrender Charakter
- Einschießende neuralgiforme Schmerzattacken, blitzartig elektrisierend, lanzierend
- Allodynie, Dysästhesie oder Hyperpathie im betroffenen Dermatom

Die Schmerzen betreffen meist den 1. Trigeminusast. Im betroffenen Dermatom können zusätzlich folgende Symptome auftreten:
- Narbige Hautveränderungen
- Pigmentanomalien
- Hypästhesie/Hypalgesie

Epidemiologie und Verlauf

- 50–75 % der Patienten mit akutem Zoster sind zwischen 60 und 70 Jahre alt
- Jährliche Inzidenz bei ca. 1,3/1 000 Personenjahren
- Spontanremissionen der postinfektiösen Neuralgie sind selten

Therapie

Akuter Herpes zoster
- Aciclovir®, 5 × 800 mg/d über mind. 7 Tage bis max. 21 Tage
- Evtl. additiv Prednisolon

Postherpetische Neuralgie
Lokaltherapie
- Capsaicin (z. B. Dolenon®), 4- bis 5-mal täglich 0,025–0,075 % über 4 Wochen
- Lidocain-Gel oder -Salbe (5 %)

Systemische Therapie
- Amitriptylin (2×10 mg/d bis 2×50 mg/d)
- Carbamazepin (600–1200 mg/d retard), einschleichend dosieren mit Dosiserhöhung von 200 mg alle 2 Tage
- Gabapentin (tageweise von 3×100 mg hochdosieren bis 3×800 mg/d)

Praxistipp
- Bei therapierefraktärem Verlauf sind Opioide in Form von Retardpräparaten sinnvoll (evtl. auch Methadon)
- In Einzelfällen als wirksam beschrieben sind auch ASS-Äther-Mischungen

---

5

Invasive Therapie
Sympathicusblockade mit Lokalanästhetika/Opioiden (max. 10-mal); in der Frühphase durchgeführt (<6 Wo) auch prophylaktisch wirksam.

5.4.2 Kopfschmerz bei akuter Sinusitis (ICD10: G44.845, ätiol.: J01)

Merke
- Meist sind die Siebbeinzellen und die Kieferhöhle betroffen, seltener die Stirnhöhle und noch seltener die Keilbeinhöhle
- Manchmal sind auch alle NNH einer Seite betroffen (sog. Pansinusitis) und können eine primäre Hemicranie vortäuschen.
- Die Sinusitiden beginnen häufig im Anschluss an eine Rhinitis

Klinik

- Fieber, Schnupfen
- Schleimige, später auch eitrige Sekretion aus der Nase
- Je nach Beteiligung der NNH verschiedene Schmerzsymptomatik (Tab. 5.1)

Diagnostik

- Palpation, Perkussion der NNH und der NAP
- Röntgen der NNH, Sonographie, Rhinoskopie, ggf. CCT
- Abstrich und Antibiogramm

Tab. 5.1 Schmerzsymptomatik bei Sinusitis in Abhängigkeit von der beteiligten NNH

Lokalisation	Schmerzsymptomatik
Kieferhöhle	Schmerzmaximum im Bereich der Maxilla Schmerzausstrahlung in die Zähne NAP des R. maxillaris am Foramen infraorbitale druckdolent Klopfschmerzhaftigkeit der Kieferhöhle
Siebbeinzellen	Retrobulbäre Schmerzen Schmerzausstrahlung in Stirn und Maxilla Manchmal nur einseitig vorhanden Häufig bei Kindern!
Stirnhöhle	Schmerzmaximum über der Stirn Schmerzverstärkung beim Bücken Ausstrahlung in inneren Augenwinkel
Keilbeinhöhle	Dumpfer Schmerz In der Tiefe empfunden Ausstrahlend in den Hinterkopf

Therapie

Akuttherapie

- Bettruhe
- Abschwellende Nasentropfen (zur besseren Belüftung)
- Wärmeapplikation (zur besseren Durchblutung), z. B. Rotlicht
- Antibiose nach Antibiogramm
- Analgetika: Paracetamol (500–1500 mg/d)

Bei Beschwerdepersistenz nach 2–3 Wochen

- Nasennebenhöhlenspülung
- Ggf. operative Ausräumung

5.5 Symptomatische Hirnnervenneuralgien

5.5.1 Einteilung

- Symptomatische Trigeminusneuralgie (ICD10: G44.847, ätiol.: G50.09)
- Symptomatische Glossopharyngeusneuralgie (ICD10: G44.847, ätiol.: G53.830)

5.5.2 Voraussetzungen für die Diagnose

- Der Gesichtsschmerz muss ausschließlich im Versorgungsgebiet der jeweiligen Hirnnerven lokalisiert sein
- Die schmerzrelevante Läsion muss darstellbar sein
- Nach erfolgreicher kausaler Therapie bessert sich der Schmerz oder verschwindet ganz

5.5.3 Symptomatische Ursachen

Trigeminusneuralgie

Als symptomatische Ursachen für die Trigeminusneuralgie kommen u. a. folgende Erkrankungen in Frage:
- **Multiple Sklerose:**
  - Häufigste Ursache
  - 2,4 % der Patienten mit Trigeminusneuralgie leiden unter MS

- **Tumore:**
  - Meningeome, Neurinome, Metastasen, Meningeosen
  - Oft mit abgeschwächtem Cornealreflex und Sensibilitätsstörungen

- **Vaskuläre Malformationen:**
  Vor allem in der hinteren Schädelgrube

- **Megadolichobasilaris:**
  In 27 % der Fälle zu einer TN führend

- **Direkte Nervenkompression:**
  In 2 % der Fälle ursächlich durch Nervenkompression (z. B. Tumor) bedingt

173

- **Periphere Nervenläsion:**
  Traumatisiertes Neurom mit sprouting und ephaptischen Kurzschlüssen

- **Periphere Nervenentzündung:**
  Bei Prozessen der NNH oder des Temporomandibulargelenks

- **Hirnstammprozesse:**
  Vor allem entzündliche oder traumatische Läsionen

- **Syringobulbie:**
  Vergesellschaftet mit anderen Hirnnervenausfällen oder pyramidalen Symptomen

Glossopharyngeusneuralgie

Als symptomatische Ursachen für die Glossopharyngeusneuralgie kommen u. a. folgende Erkrankungen in Frage:
- Tumore der hinteren Schädelgrube
- Nasopharynxtumore
- Tonsillitiden
- Zungen-, Parotistumore
- Peritonsilläre Abszesse
- Verlängerter Processus styloideus
- Glossopharyngeusneurinome

5.5.4   Klinik, Diagnostik

Entsprechend den idiopathischen Verlaufsformen.

5.5.5   Therapie

Behandlung der Grunderkrankung.

6

Kopfschmerzen bei Kindern

6.1 Aktuelle Situation

Die Autoren bezweifeln die häufig beschworene Zunahme der Kopfschmerzinzidenz bei Kindern. Seitdem mehr über die Pathophysiologie von Kopfschmerzen bekannt ist und vor allem seitdem sich die Palette der Therapieformen erweitert hat, nicht zuletzt auch durch die ständige Aufklärung der Fachgesellschaften und Patientenselbsthilfegruppen, ist die Akzeptanz für Kopfschmerzen in der Bevölkerung und bei den Ärzten gestiegen. In diesem Rahmen traut man sich häufiger zu, bei Kindern Kopfschmerzen zu diagnostizieren und gezielt zu behandeln. Letztlich handelt es sich bei dem vermuteten Anstieg der Inzidenz also um das bessere Hinsehen. Dieses allgemeingültige Phänomen der Medizin wird „Dumont-Reiseführer-Effekt" genannt: Was man kennt, das sieht man.

6

6.2 Klinik

6.2.1 Kindliche Migräne

- Attackendauer i. d. R. kürzer als beim Erwachsenen (Dauer einer Attacke mindestens 2 Stunden)
- Kopfschmerzen sind oftmals holocraniell bzw. bifrontal lokalisiert
- Die Attacken sind nach dem Schlafen meist leichter oder verschwunden
- Häufig stehen vegetative Symptome und ein allgemeines Krankheitsgefühl im Vordergrund

Sonderformen

Es gibt eine Reihe von seltenen periodischen Syndromen, die als Migränevorstufen (Prädiktoren) und Migräneäquivalente bezeichnet werden (ICD10: G43.82):
- **Abdominelle Migräne** (ICD10: G43.820):
  - Akute rezidivierende Oberbauchschmerzen über einen Zeitraum von 1–3 Tagen
  - Begleitend migräneartige Kopfschmerzen mit / ohne Aura
  - Teils mit Koliken oder Durchfällen
- **Benigner paroxysmaler Schwindel** (ICD10: G43.821):
  - Sekunden- bis minutenlanger rezidivierender Schwindel

- Keine fokal neurologischen Defizite
- Photo-, Phonophobie
- Beginn im 2.–4. Lebensjahr, meist Remission bis zum 5. Lebensjahr
- Prävalenz 2 %
- 50 % der Kinder haben eine pos. Familienanamnese für Migräne
- 25 % der Kinder entwickeln später eine Migräne
- **Alternierende Hemiplegie** (ICD10: G43.822):
  - Symptome der familiär hemiplegischen Migräne (FHM)
  - Beginn im 10.–15. Lebensjahr
  - Manchmal durch Traumen ausgelöst (Fußball-Kopfschmerz)
  - Häufig prolongierte Auren
  - Selten cerebelläre Symptome
  - Bewusstseinsstörung möglich
  - Therapie: *akut*: Ketamin; *prophylaktisch*: Acetazolamid
- **Cycling vomiting syndrome:**
  - Heftige Übelkeit und Erbrechen
  - Rezidivierende Episoden
  - Läuft stereotyp ab; selbstlimitierend
  - Beginn um das 5. Lebensjahr
  - Prävalenz 1 %
  - 60 % der Kinder haben eine pos. Familienanamnese für Migräne
  - 25–40 % der Kinder entwickeln später eine Migräne
- **Schlafstörungen:**
  - Pavor nocturnus („night terrors")
  - Somnambulismus
  - Schlaf-Dyspnoe-Syndrome
- **„Alice in Wonderland-Syndrome"**
  - Visuelle Pseudohalluzinationen (Metamorphopsien)
  - Kann von typischen Kopfschmerzattacken gefolgt sein
  - Oft Jahre später Entwicklung einer typischen Migräne

6.2.2 Kindlicher Spannungskopfschmerz

- Semiologisch kein Unterschied zur Erwachsenenform
- Gleiche Klassifikationskriterien mit Einteilung in episodische und chronische Verlaufsformen
- Kinder weisen oftmals kürzere Attackendauern von < 30 Minuten auf
- Häufiger als bei Erwachsenen ist die Kombination aus Spannungskopfschmerz und Migräne

6.2.3 Andere, seltenere Kopfschmerzsyndrome

- Cluster-Kopfschmerz
- Idiopathisch stechender Kopfschmerz
- Chronisch paroxysmale Hemicranie
- Benigner Kopfschmerz durch körperliche Anstrengung
- Medikamenteninduzierter Kopfschmerz

> **Merke**: Die Semiologie orientiert sich an den Merkmalen der Verlaufsformen bei Erwachsenen.

6.3 Diagnostik

6

- Die Klassifikation von Kopfschmerzerkrankungen im Kindesalter erfolgt wie auch bei den Erwachsenen gemäß den Kriterien der IHS bzw. dem ICD10-Katalog

- Trotzdem stellt die diagnostische Einordnung von Kopfschmerzsymptomen aufgrund andersartiger Verläufe und mangelnder Kenntnis über Kopfschmerzen im Kindesalter seitens der behandelnden Ärzte häufig ein Problem dar

- Aufgrund der bunten Phänotypie können etwa 30 % der Kopfschmerzerkrankungen im Kindesalter nach dem derzeitigen Stand der geltenden Richtlinien noch nicht klassifiziert werden

Praxistipp
- Wir vertreten das Prinzip, dass Diagnostik und Therapie von Kopfschmerzen bei Kindern grundsätzlich in Zusammenarbeit von einem in der Therapie von Kopfschmerzen erfahrenen Neurologen und einem Kinderarzt erfolgen soll. Vermieden werden muss der (in der Praxis nicht seltene) Zustand, dass der Pädiater nicht informiert ist, dass das Kind wegen Kopfschmerzen von den Eltern einem Spezialisten vorgestellt wird
- Häufig fordern verunsicherte Eltern eine cerebrale Bildgebung. Im Prinzip gelten dieselben Richtlinien wie bei der apparativen Diagnostik beim Erwachsenen. Wenn man sich zu einer Bildgebung entschließt, dann zu einem NMR

6.4 Epidemiologie

- Ausreichend valide Daten liegen lediglich zur kindlichen Migräne vor
- Häufigkeitszahlen und Verläufe zum Spannungskopfschmerz sind sehr uneinheitlich
- Epidemiologische Kenndaten zu weiteren idiopathischen Kopfschmerzerkrankungen, wie Cluster-Kopfschmerz, chronisch paroxysmaler Hemicranie, idiopathischem stabbing headache oder medikamenteninduziertem Kopfschmerz, sind derzeit nicht genügend untersucht

Prävalenz

Verhältnis von nicht-migräneartigen Kopfschmerzen zur Migräne bei Kindern und Jugendlichen 3 : 1.

Geschlechtliche Verteilung

Bis zur Pubertät besteht bei beiden Geschlechtern in etwa die gleiche Prävalenz von Kopfschmerzen. Danach entstehen die beim Erwachsenen bekannten Unterschiede:

- Jungen:
  - Ansteigende Prävalenz nur bis Beginn der Pubertät
  - Dann stabil
  - Ab Adoleszenz wieder leichter Abfall

- Mädchen:
  - Stetiger Anstieg der Prävalenz vereinzelter oder regelmäßiger Kopfschmerzen bis ca. zum 22. Lebensjahr
  - Danach Angleichen an die Verhältnisse im Erwachsenenalter

Verlauf (Abb. 6.1)

Prävalenz (%) in den verschiedenen Altersklassen
„schon mal Kopfschmerzen gehabt"

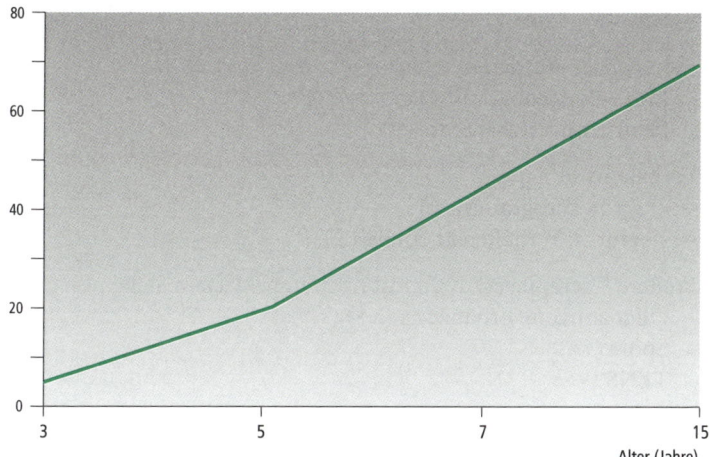

Abb. 6.1 Kopfschmerzen bei Kindern: Altersverteilung

6.5 Therapie

6.5.1 Therapie der kindlichen Migräne

> **Merke**
> Kontrollierte Studien zur Wirksamkeit der bei Erwachsenen zur Behandlung der Migräne üblichen Medikamente liegen kaum vor. Daher sind oft Expertenmeinungen und therapeutische Erfahrungen maßgeblich.

Therapie der akuten Attacke

Allgemeinmaßnahmen

- Initial abwartendes Verhalten gerechtfertigt
- Reizabschirmung (Ruhe, abgedunkelter Raum)
- Kühlung (kalter Lappen in den Nacken)
- Pfefferminzöl auf die Schläfen reiben

Nicht medikamentöse Therapie

- Entspannungsverfahren
  - Progressive Muskelrelaxation nach Jacobson (↑↑)
  - Schlafhygiene (↑)
- Biofeedback-Verfahren
  - EMG-Biofeedback (↑↑)
  - Hauttemperatur-Feedback (↑↑)
- Verhaltenstherapie
  - Trainingsprogramme (↑)
  - Kognitive Verhaltenstherapie (↑)
- Weitere Therapieverfahren mit noch ungeklärtem Stellenwert:
  - Oligoantigene Ernährung (↔)
  - Sport (↔)
  - TENS (↔)

Medikamentöse Therapie (Tab. 6.1)

- Bei vegetativen Begleitsymptomen oder Vorboten: Domperidon
- Bei leichten Attacken: Ibuprofen oder Paracetamol
- Bei schweren Attacken und Kindern über 14 Jahren: Sumatriptan, Zolmitriptan
- Bei therapierefraktären schweren Attacken: Sumatriptan s.c. oder DHE i.v.
- Bei migräneähnlichen Syndromen: Prophylaktische Therapie mit Flunarizin oder Pizotifen

---

Praxistipp
Faustregel bei der Dosierung von Paracetamol:
- Alter 6–8 Jahre: 250 mg
- Alter 9–12 Jahre: 500 mg

Tab. 6.1 Migräne bei Kindern: Medikamentöse Therapie

Substanz	EBM-Kriterien	Dosierung
Domperidon (z.B. Motilium®)	↔	1 Tr./kg KG Max. 33 Tropfen als Einzeldosis Gabe ca. 10 Minuten vor Schmerzmedikation
Ibuprofen (z.B. Aktren®, Dolormin®)	↑	10 mg/kg KG (oral/rektal) Bis max. 30 mg/kg KG Ist Paracetamol signifikant überlegen
Paracetamol (z.B. ben-u-ron®)	↑↑	15 mg/kg KG oral 20–25 mg/kg KG rektal Max. 60 mg/kg KG
Sumatriptan (Imigran®)	↑↑	Nasal: 10–20 mg Im Notfall durch den Spezialisten auch 6 mg s. c.
Zolmitriptan (AscoTop®)	↑	Bei Kindern ab dem 12. Lebensjahr 2,5 mg oral (evtl. als Schmelztablette)
Dihydroergotamin (DHE)	↑	0,2 mg i. v. Bis max. 4-mal pro Attacke

6

Cave

- Das in der Erwachsenentherapie der Migräne meist eingesetzte Metoclopramid ist im Kindesalter kontraindiziert, u. a. wegen der Gefahr extrapyramidal-motorischer Dyskinesien
- Domperidon, DHE und Triptane sind für Kinder (unter 12–14 Jahren) nicht zugelassen
- ASS ist für Kinder unter dem 12. Lebensjahr wegen der Gefahr des Reye-Syndroms nicht empfohlen. Wird es dennoch gegeben, sollte es nicht über 25 mg/kg KG dosiert werden

Prophylaxe

Indikation

- Bei mehr als 3 Attacken pro Monat
- Bei sehr starken Schmerzen
- Bei sehr langer Anfallsdauer (> 48 Stunden)
- Bei fehlendem Ansprechen auf die akute Schmerzmedikation

> **Praxistipp**
> Ab wann soll Kindern eine medikamentöse Prophylaxe zugemutet werden? Es hat sich bewährt, die Entscheidung an die Eltern zurückzugeben. Für einen Therapiebeginn ist letztlich ausschlaggebend, inwieweit die Migräne die sozialen Kompetenzen des Kindes (Schulbesuch, Schularbeiten, Kontakte zu Spielkameraden und Familienaktivitäten) einschränkt. 4 Attacken / Monat, die nur 2 Stunden dauern und dann durch Schlaf gut kupierbar sind, beschränken die Kompetenzen des Kindes weniger als 2 Attacken / Monat von 3 Tagen Dauer, die zum sozialen Rückzug und langfristig zur Isolation führen.

Medikamentöse Prophylaxe

- Mittel erster Wahl: Flunarizin oder Propranolol / Metoprolol (Tab. 6.2)
- Mittel zweiter Wahl: Pizotifen, ASS oder Valproat (Tab. 6.3)

> **Merke**
> - Die Prophylaxe sollte mindestens 3–4 Monate lang fortgeführt werden
> - ASS ist für Kinder unter dem 12. Lebensjahr wegen der Gefahr des Reye-Syndroms nicht empfohlen. Wird es dennoch gegeben, sollte es nicht über 25 mg/kg KG dosiert werden
> - Pizotifen ist für Kinder und Jugendliche nicht zugelassen
> - Die Wirksamkeit von Papaverin ist aufgrund einer doppelblinden und placebokontrollierten Studie nachgewiesen, es wird jedoch aufgrund mangelnder Erfahrung in Deutschland nicht empfohlen

Tab. 6.2 Migräneprophylaxe im Kindesalter: Mittel erster Wahl

Substanz	EBM-Krite-rien	Dosierung
Flunarizin (z. B. Sibelium®)	↑↑	5 mg/d (0–0–1)
Propranolol (z. B. Dociton®)	↑↑	20–40 mg/d (1–1–1)
Metoprolol (z. B. Beloc Zok®)	↑↑	50–100 mg/d (0–0–1)

Tab. 6.3 Migräneprophylaxe bei Kindern: Mittel zweiter Wahl

Substanz	EBM-Krite-rien	Dosierung
Pizotifen (z. B. Sandomigran®)	↑	1,5 mg/d (0–0–1)
ASS	↑	100–200 mg/d (0–0–1)
Valproat (z. B. Ergenyl chrono®)	↔	300–1200 mg/d

6.5.2 Therapie des Spannungskopfschmerzes

Merke
- Zur Behandlung akuter Attacken gelten prinzipiell die Empfehlungen für die Therapie der Migräne bei Kindern
- In der Prophylaxe häufiger Spannungskopfschmerzen sollte den nicht-medikamentösen Verfahren der Vorzug gegeben werden. Eine medikamentöse Prophylaxe chronischer Spannungskopfschmerzen wird nicht empfohlen
- Trizyklische Antidepressiva sind nicht gesichert wirksam
- Für keines der genannten Medikamente existieren doppelblinde und placebokontrollierte Studien mit EBM-Kriterien

6

6.5.3 Therapie anderer idiopathischer Kopfschmerzerkrankungen

Cluster-Kopfschmerzen

- Therapie während der Attacke:
  - Sauerstoffinhalation (mindestens 7 l/min über 15 Minuten)
  - Sumatriptan s.c. (0,06 mg/kg KG) bis max. 6 mg/d
- Prophylaxe:
  - Verapamil oral (120–180 mg/d)
  - Cortison-Stoß: Prednison 50 mg (1–0–0) über 3 Tage, anschließend über 10 Tage ausschleichen

Chronisch paroxysmale Hemicranie und idiopathisch stechender Kopfschmerz

- Indometacin (max. 200 mg/d)
- Verapamil (5 mg/kg KG)
- ASS (160 mg, 1–0–1)

Medikamenteninduzierter Kopfschmerz

- Medikamentenentzug
- Anschließende konsequente Therapie der zugrundeliegenden primären Kopfschmerzen

6.6 Wichtige Adressen

6.6.1 Internetadressen

Adressenliste von Kinder-Kopfschmerz Experten: http://www.dmkg.de.

6.6.2 Literatur

Therapieleitlinien der DMKG:

Evers, S., Pothmann, R., Überall, M., Naumann, E., Gerber, W.: Therapie idiopathischer Kopfschmerzen im Kindesalter. Nervenheilkunde 20, 306–315 (2001).

7

Kopfschmerzen während der Schwangerschaft

7.1 Klinik

Der Spontanverlauf vieler Kopfschmerzen wird während einer Schwangerschaft oft positiv beeinflusst.

- **Beispiel Migräne während Schwangerschaft**
  - Bei 40–90 % bessern sich die Attacken deutlich im 2. und 3. Trimenon oder sistieren gänzlich
  - Nur bei 5 % der Patientinnen tritt eine Verschlechterung ein, besonders im 1. Trimenon
  - Bei 25 % bleibt die Migräne unverändert
- **Beispiel schwangere Patientinnen mit Spannungskopfschmerzen**
  Bei > 80 % komplette Rückbildung oder Besserung der Kopfschmerzen (definiert als > 50 % Frequenzreduktion der Attacken / Monat) während der Schwangerschaft

7.2 Therapie

7.2.1 Migräne

Therapie der akuten Migräneattacke

Nicht-medikamentöse Therapie

- Entspannungsverfahren
- Vermeiden von Auslösefaktoren

> **Merke**
> - Kopfschmerzen stellen kein Risiko für die Schwangerschaft, den Fetus oder den Geburtsvorgang dar
> - Risiken bestehen dagegen durch die Einnahme bestimmter Medikamente; daher sollte auf Schmerzmedikation weitestgehend verzichtet werden
> - Bei starken Schmerzen ist die gelegentliche Einnahme bestimmter Substanzen in der niedrigsten möglichen Dosierung erlaubt

Tab. 7.1 In der Schwangerschaft erlaubte Medikamente zur Migränetherapie

Substanz	Bemerkung	Dosierung
Paracetamol (z.B. ben-u-ron®)	Mittel erster Wahl	1000 mg Supp.
ASS	Wegen verschiedener NW (verstärkte Blutungsneigung, vorzeitiger Verschluss des Ductus Botalli, Verlängerung der Schwangerschaft und des Geburtsvorgangs, erhöhtes Risiko für eine Eklampsie) nicht im 3. Trimenon geben Wegen mangelnder Daten auch nicht im 1. Trimenon geben Keine teratogenen Effekte bekannt	500–1000 mg oral Seltener Gebrauch
Ibuprofen (Aktren®, Dolormin®)	Alternative zur Kupierung von Kopfschmerzattacken Wegen ähnlichem NW-Potenzial wie ASS Beschränkung auf das 2. Trimenon	200–400 mg Seltener Gebrauch
Naproxen (Proxen®)	Alternative zur Kupierung von Kopfschmerzattacken Wegen ähnlichem NW-Potenzial wie ASS Beschränkung auf das 2. Trimenon	500 mg Seltener Gebrauch
Metoclopramid (z. B. MCP®)	Nicht im ersten Trimenon	10–20 mg oral 20 mg Supp.
Prochlorperazin (z. B. Stemetil®, Compazine®)	Mangelnde Datenlage Bisher kein Hinweis für Toxizität oder Mutagenität Bei gelegentlicher Einnahme in niedriger Dosierung erlaubt	5–10 mg oral 25 mg Supp.

Medikamentöse Therapie (Tab. 7.1)

- Mittel erster Wahl: Paracetamol
- Als Alternative im 2. Trimenon bei starken Schmerzen: Ibuprofen, Naproxen oder ASS
- Gegen vegetative Begleitsymptome im 2. Trimenon: Prochlorperazin oder Metoclopramid

Migräneprophylaxe

Merke
Eine Prophylaxe während der Schwangerschaft ist selten indiziert und sollte auf schwere, evtl. therapierefraktäre oder sehr häufige Attacken beschränkt bleiben.

Medikamentöse Prophylaxe (Tab. 7.2)

- Magnesium
- Metoprolol oder Propranolol

In jedem Fall kontraindiziert sind folgende Medikamente:
- **Ergotamintartrat** (z. B. Ergo-sanol®, Migrexa®) oder Dihydroergotamin (z. B. DHE®, Dihydergot®)
  - Uterotonische Effekte, Gefahr der vorzeitigen Geburt
  - Fehlbildungssyndrome (Lippen-Kiefer-Gaumenspalten, etc.)
  - Erhöhte perinatale Mortalität
  - Erhöhte Toxizität auf den Embryo im Tierversuch
- **Triptane**
  - Insgesamt mangelnde Datenlage
  - Aufgrund bisheriger Langzeitbeobachtungen (Sumatriptan-Schwangerenregister) keine Hinweise für Toxizität oder Mutagenität
- **Domperidon** (z. B. Motilium®)
  - Embryotoxisch im Tierversuch
- **Flunarizin** (z. B. Sibelium®)
  - Keine Daten zu potenzieller Toxizität oder Mutagenität (keine Hinweise im Tierversuch)
  - Daher und aufgrund anderer bekannter NW wie Gewichtszunahme oder Depression während der Schwangerschaft nicht zu empfehlen
- **Valproat** (z. B. Ergenyl chrono®)
  - Teratogen
  - Erhöhtes Risiko für Neuralrohrdefekte des Feten
- **Amitriptylin** (z. B. Saroten®)
  - Möglicherweise teratogen
  - Im 1. und 3. Trimenon kontraindiziert
- **Pizotifen** (z. B. Sandomigran®)
  - Möglicherweise teratogen, ähnlich den trizyklischen Antidepressiva

7

Tab. 7.2 Zur Migräneprophylaxe in der Schwangerschaft notfalls und bedingt geeignete Medikamente

Substanz	Bemerkung	Dosierung
Magnesium	Sehr geringes NW-Potenzial für die Mutter Keine Hinweise für Toxizität oder Mutagenität auf den Fetus	20–24 mmol/d
Metoprolol (Beloc Zok®)	Keine Hinweise für Teratogenität Möglicherweise erhöhte Inzidenz von Wachstumsstörungen, Atemdepression, Hypoglykämie oder Hypocalcämie	50–200 mg/d Beginn mit 25–50 mg/d
Propranolol (Dociton®)		40–240 mg/d Beginn mit 20 mg/d

7.3 Wichtige Adressen

7.3.1 Internetadressen

Informationen für Schwangere: http://www.dmkg.de

7.3.2 Literatur

Therapieempfehlung der DMKG:

Pfaffenrath V, Rehm M: Migraine in pregnancy: what are the safest treatment options? Drug Saf **19**: 383–388 (1998).

8

Anhang

8.1 Leitlinien zur Evidenz

Wo immer möglich, folgen die Therapieempfehlungen in diesem Buch den Leitlinien der Deutschen Migräne- und Kopfschmerzgesellschaft (DMKG). Finanzielle Aspekte wurden nicht berücksichtigt. Die Therapieempfehlungen orientieren sich formal an den Kriterien der Evidenzbasierten Medizin, die auf Empfehlungen der Arzneimittelkommission der deutschen Ärztekammer basieren.

↑↑ Aussage zur Wirksamkeit wird gestützt durch mehrere adäquate, valide klinische Studien, (z. B. randomisierte klinische Studien) bzw. durch eine oder mehrere valide Metaanalysen oder systematische Reviews. Positive Aussage gut belegt

↑ Aussage zur Wirksamkeit wird gestützt durch zumindest eine adäquate, valide Studie (z. B. randomisierte klinische Studie). Positive Aussage belegt.

↓ Negative Aussage zur Wirksamkeit wird gestützt durch eine oder mehrere adäquate valide klinische Studien (z. B. randomisierte klinische Studie) oder durch eine oder mehrere Metaanalysen bzw. systematische Reviews. Negative Aussage gut belegt.

↔ Es liegen keine sicheren Studienergebnisse vor, die eine günstige oder ungünstige Wirkung belegen. Dies kann bedingt sein durch das Fehlen adäquater Studien, aber auch durch das Vorliegen mehrerer, aber widersprüchlicher Studienergebnisse.

8

8.2 Konvertierungstabelle IHS-Kriterien vs. ICD10-Nummern

Merke
- Die folgende Tabelle gibt einen Überblick bezüglich der aktuell geltenden Kriterien der international headache society (IHS) zur Klassifikation von Kopfschmerzerkrankungen und die in der klinischen Diagnostik gebräuchliche Klassifikation nach dem ICD10-Katalog
- Bei symptomatischen Ursachen für ein Kopfschmerzsyndrom verlangt die Klassifikation nach dem ICD10-Katalog einen zusätzlichen Code für die Ätiologie der Erkrankung

8.2.1 Allgemeiner Überblick

IHS	Kopfschmerzerkrankung	ätiologisch	ICD10
1.	Migräne		G43
2.	Spannungskopfschmerz		G44.2
3.	Cluster-Kopfschmerzen und CPH		G44.0
4.	Verschiedenartige Kopfschmerzformen ohne begleitende strukturelle Läsionen		G44.80
5.	Kopfschmerz nach Schädeltrauma		G44.3
6.	Kopfschmerz bei Gefäßstörungen		G44.81
7.	Kopfschmerz bei nicht-vaskulären intrakraniellen Störungen		G44.82
8.	Kopfschmerz durch Einwirkung von Substanzen oder deren Entzug		G44.4
9.	Kopfschmerz bei einer nicht primär den Kopfbereich betreffenden Infektion		G44.81
10.	Kopfschmerz bei Stoffwechselstörungen		G44.88
11.	Kopfschmerz oder Gesichtsschmerz bei Erkrankungen des Schädels sowie im Bereich von Hals, Augen, Ohren, Nase, Nebenhöhlen, Zähnen, Mund oder deren Gesichts- oder Kopfstrukturen		G44.84
12.	Kopf- und Gesichtsneuralgien, Schmerz bei Affektionen von Nervenstämmen und Deafferentierungsschmerzen		G44.84

8.2.2 Krankheitsbilder

IHS	Kopfschmerzerkrankung	ätiologisch	ICD10
1.	**Migräne**		**G43**
1.1	Migräne ohne Aura		G43.0
1.2	Migräne mit Aura		G43.1

IHS	Kopfschmerzerkrankung	ätiologisch	ICD10
1.2.1	Mit typischer Aura		G43.10
1.2.2	Mit prolongierter Aura		G43.11
1.2.6	Mit akutem Aurabeginn		G43.12
1.2.3	Familiär hemiplegische Migräne		G43.1X5
1.2.4	Basilarismigräne		G43.1X4
1.2.5	Migräneaura ohne Kopfschmerzen		G43.1X3
	Migräne mit mehreren verschiedenen Auren		G43.1X7
	Migräne mit Aphasie		G43.1X2
1.3	Ophthalmoplegische Migräne		G43.80
1.4	Retinale Migräne		G43.81
1.5	Periodische Syndrome der Kindheit		G43.82
	Abdominelle Migräne		G43.820
1.5.1	Benigner paroxysmaler Schwindel in der Kindheit		G43.821
1.5.2	Alternierende Hemiplegie in der Kindheit		G43.822
1.6.1	Status migraenosus		G43.2
1.6.2	Migränöser Infarkt		G43.3
1.7	Migräneartige Störungen, die den o. g. Kriterien nicht entsprechen		G43.83
2.	**Spannungskopfschmerzen**		**G44.2**
2.1	Episodischer Typ		
2.1.1	Episodischer Kopfschmerz vom Spannungstyp mit erhöhter Schmerzempfindlichkeit perikranialer Muskeln		G44.20
2.1.2	Episodischer Kopfschmerz vom Spannungstyp ohne erhöhte Schmerzempfindlichkeit perikranialer Muskeln		G44.21
2.2	Chronischer Typ		
2.2.1	Chronischer Kopfschmerz vom Spannungstyp mit erhöhter Schmerzempfindlichkeit perikranialer Muskeln		G44.22

8

IHS	Kopfschmerzerkrankung	ätiologisch	ICD10
2.2.2	Chronischer Kopfschmerz vom Spannungstyp ohne erhöhte Schmerzempfindlichkeit perikranialer Muskeln		G44.23
2.3	Chronischer Kopfschmerz, der nicht die obigen Kriterien erfüllt		G44.28
3.	**Cluster-Kopfschmerz und CPH**		**G44.0**
3.1.1	Cluster-Kopfschmerz mit noch nicht abschätzbarem Verlauf		G44.00
3.1.2	Episodischer Cluster-Kopfschmerz		G44.01
3.1.3 3.1.3.1 3.1.3.2	Chronischer Cluster-Kopfschmerz von Beginn an ohne Remissionen nach primär episodischem Verlauf		G44.02 G44.020 G44.021
	Chronisch paroxysmale Hemicranie		G44.03
	Andere atypische Cluster-Kopfschmerzerkrankung		G44.08
4.	**Verschiedenartige Kopfschmerzformen ohne begleitende strukturelle Läsionen**		**G44.80**
4.1	Idiopathischer stechender Kopfschmerz		G44.800
4.2	Kopfschmerz durch äußeren Druck		G44.801
4.3 4.3.1 4.3.2	Kältebedingter Kopfschmerz Äußere Kälteexposition Einnahme eines Kältestimulus		G44.802 G44.8020 G.44.8021
4.4	Benigner Hustenkopfschmerz		G44.803
4.5	Benigner Kopfschmerz nach körperlicher Anstrengung		G44.804
4.6 4.6.1	Kopfschmerz durch sexuelle Aktivität Dumpfer Schmerz		G44.805 G44.8050

IHS	Kopfschmerzerkrankung	ätiologisch	ICD10
4.6.2	Explosiver Schmerz		G44.8052
4.6.3	Haltungsabhängiger Schmerz		G44.8052
	Idiopathische Carotidynie		G44.806
5.	**Kopfschmerz nach Schädeltrauma**		**G44.3**
5.1	Akuter posttraumatischer Kopfschmerz		G44.880
5.1.1	Bei belangvollem Schädeltrauma und / oder entsprechenden Befunden	S06	G44.880
5.1.2	Bei geringfügigem Schädeltrauma ohne belangvolle Befunde	S09.9	G44.880
5.2	Chronischer posttraumatischer Kopfschmerz		G44.3
5.2.1	Bei belangvollem Schädeltrauma und / oder entsprechenden Befunden	S06	G44.30
5.2.2	Bei geringfügigem Schädeltrauma ohne belangvolle Befunde	S09.9	G44.31
6.	**Kopfschmerz bei Gefäßstörungen**		**G44.81**
6.1	Akute ischämische cerebrovaskuläre Störungen	I63	G44.810
6.1.1	Transitorisch ischämische Attacke (TIA)	G45	G44.810
6.1.2	Thromboembolischer Infarkt	164.0	G44.810
6.2	Intrakranielles Hämatom	162	G44.810
6.2.1	Intrazerebrales Hämatom	161	G44.810
6.2.2	Subdurales Hämatom	162.0	G44.810
6.2.3	Epidurales Hämatom	162.1	G44.810
6.3	Subarachnoidalblutung	I60.5	G44.810
6.4	Nichtrupturierte Gefäßfehlbildung	Q28	G44.811
6.4.1	Arteriovenöses Angiom	Q28.2	G44.811
6.4.2	Sackförmiges Aneurysma	Q28.3	G44.811

8

IHS	Kopfschmerzerkrankung	ätiologisch	ICD10
6.5	Arteriitis	M31	G44.812
6.5.1	Riesenzellarteriitis	M31.6	G44.812
6.5.2	Andere systemische Arteriitiden	I68.2	G44.812
6.5.3	Primär intrakranielle Arteriitis	I67.7	G44.812
6.6	A.-carotis- oder A.-vertebralis-Schmerz	I63.0, I63.2, I65.0, I65.2 oder I67.0	G44-810
6.6.1	A.-carotis- oder A.-vertebralis-Dissektion	I67.0	G44-810
6.6.2	Carotidynie (idiopathisch)		G44.806
6.6.3	Kopfschmerz nach Endarteriektomie	I97.8	G44.814
6.7	Hirnvenenthrombose	I63.6	G44.810
6.8	Arterieller Hochdruck	I10	G44.813
6.8.1	Akute Blutdrucksteigerung durch ein exogenes Agens	I15	G44.813
6.8.2	Phäochromozytom	D35.0	G44.813
6.8.3	Maligner Hochdruck	I10	G44.813
6.8.4	Präeklampsie und Eklampsie	O13, O14, O15	G44.813
7.	**Kopfschmerz bei nichtvaskulären intrakraniellen Störungen**		**G44.82**
7.1	Liquordrucksteigerung		G44.820
7.1.1	Gutartige intrakranielle Drucksteigerung	G93.2	G44.820
7.1.2	Hochdruck – Hydrocephalus	G91.8	G44.820
7.2	Liquorunterdruck		G44.820
7.2.1	Postpunktioneller Kopfschmerz	G97.0	G44.820
7.2.2	Kopfschmerz bei Liquorfistel	G96.0	G44.820
7.3	Intrakranielle Infektion	G00–G09	G44.821

IHS	Kopfschmerzerkrankung	ätiologisch	ICD10
7.4	Intrakranielle Sarkoidose und andere nicht-infektiöse Entzündungsprozesse	D86 + zusätzl. Code	G44.823
7.5	Kopfschmerz nach intrathekaler Injektion	G97.8	G44.824
7.5.1	Direkter Effekt	T80.8	G44.824
7.5.2	Bedingt durch chemische Meningitis	G03.8	G44.824
7.6	Intrakranielles Neoplasma	C00–D48	G44.822
7.7	Kopfschmerz bei anderen intrakraniellen Störungen	Zusätzl. Code	G44.929
8.	**Kopfschmerz durch Einwirkung von Substanzen oder deren Entzug**		**G44.4**
8.1	Kopfschmerz bei akuter Substanzwirkung		
8.1.1	Nitrat- oder Nitrit-Kopfschmerz	X44	G44.400
8.1.2	Natriumglutamat-Kopfschmerz	X44	G44.401
8.1.3	Kohlenmonoxid-Kopfschmerz	T58	G44.402
8.1.4	Alkohol-Kopfschmerz	F10.0	G44.83
8.1.5	Andere Substanzen	Zusätzl. Code für spez. Substanz	G44.4 oder G44.83
8.2	Kopfschmerz bei chronischer Substanzwirkung		
8.2.1	Ergotamin-Kopfschmerz	Y52.5	G44.412
8.2.2	Analgetika-Kopfschmerz	F55.2	G44.410
8.2.3	Andere Substanzen	Zusätzl. Code für spez. Substanz	G44.4 oder G44.83
8.3	Kopfschmerz bei Entzug nach akutem Substanzgebrauch		
8.3.1	Alkoholentzug (Hangover)	F10.3	G44.83
8.3.2	Andere Substanzen	Zusätzl. Code für spez. Substanz	G44.4 oder G44.83

8

IHS	Kopfschmerzerkrankung	ätiologisch	ICD10
8.4	Kopfschmerz bei Entzug nach chronischem Substanzgebrauch		
8.4.2	Koffein-Entzugs-Kopfschmerz	F15.3	G44.83
8.4.3	Narkotika-Entzugs-Kopfschmerz	F15.3	G44.83
8.4.4	Andere Substanzen	Zusätzl. Code für spez. Substanz	G44.4 oder G44.83
8.5	Kopfschmerz bei Substanzgebrauch ohne gesicherten Wirkungsmechanismus		
8.5.1	Hormonelle Kontrazeptiva oder Östrogene	Y42.4	G44.418
8.5.2	Andere Substanzen	Zusätzl. Code für spez. Substanz	G44.4 oder G44.83
9.	**Kopfschmerz bei einer primär nicht den Kopfbereich betreffenden Infektion**		**G44.81**
9.1	Virale Infektion Fokal, nicht primär den Kopfbereich betreffend		G44.881
9.1.2	Systemisch	Zusätzl. Code	
9.2	Bakterielle Infektion Fokal, nicht primär den Kopfbereich betreffend		G44.881
9.2.2	Systemisch	Zusätzl. Code	
9.3	Kopfschmerzen bei anderen Infektionen	Zusätzl. Code	G44.881
10.	**Kopfschmerzen bei Stoffwechselstörungen**		**G44.88**
10.1	Hypoxie		
10.1.1	Höhenkopfschmerz	W94	G44.882
10.1.3.	Hypoxischer Kopfschmerz	Zusätzl. Code	G44.882
10.1.3	Schlaf-Apnoe-Kopfschmerz	G47.3	G44.882

IHS	Kopfschmerzerkrankung	ätiologisch	ICD10
10.2	Hyperkapnie (Hyperventilation)	T06.4	G44.882
10.3	Hypoxie in Verbindung mit Hyperkapnie	R06.4+	G44.882
10.4	Hypoglykämie	Zusätzl. Code	G44.882
10.5	Dialyse	Y84.1	G44.882
10.6	Kopfschmerz bei anderen metabolischen Störungen	Zusätzl. Code für Ätiologie	G44.882
11.	Kopfschmerz oder Gesichtsschmerz bei Erkrankungen des Schädels sowie im Bereich von Hals, Augen, Ohren, Nase, Nebenhöhlen, Zähnen, Mund oder deren Gesichts- oder Kopfstrukturen		G44.84
11.1	Schädelknochen	M80–M89.8	G44.840
11.2 11.2.1 11.2.2	Hals Halswirbelsäule Retropharyngeale Tendinitis	M99 M79.8	G44.841 G44.842
11.3 11.3.1 11.3.2 11.3.3	Augen Akutes Glaukom Brechungsfehler Heterophorie oder Heterotropie	H40 H52 H50.3– H55.5	G44.843 G44.843 G44.843
11.4	Ohren	H60–H95	G44.844
11.5 11.5.1 11.5.2	Nase und Nebenhöhlen Kopfschmerz bei akuter Sinusitis Andere Erkrankungen von Nase oder Nebenhöhlen		G44.845 G44.845
11.6	Zähne, Kiefer und benachbarte Strukturen	K00–K14	G44.846
11.7	Krankheiten des Kiefergelenks	K07.6	G44.846

8

IHS	Kopfschmerzerkrankung	ätiologisch	ICD10
12.	**Kopf- und Gesichtsschmerzen, Schmerz bei Affektionen von Nervenstämmen und Deafferentierungsschmerzen**		G44.84
12.1	Anhaltender (nicht anfallsartiger) Schmerz durch Erkrankung der Hirnnerven		
12.1.1	Kompression oder Distorsion von Hirnnerven oder der 2. oder 3. Zervikalwurzel	Zusätzl. Code	G44.848 +G53.8
12.1.2	Demyelinisierende Erkrankungen der Hirnnerven	G35 – G37	G44.848
12.1.2.1	Opticusneuritis (retrobulbäre Opticusneuritis)	H46	G44.848
12.1.3	Hirnnerveninfarkt	Zusätzl. Code	G44.848 +G53.8
12.1.3.1	Diabetische Neuropathie	E10 – E14	G44.848 +G53.8
12.1.4	Entzündliche Hirnnervenstörungen		
12.1.4.1	Herpes zoster	B02.2	G44.881
12.1.4.2	Chron. postherpetische Neuralgie	B02.2	G44.847 +G53.0
12.1.5	Tolosa-Hunt-Syndrom		G44.850
12.1.6	Nacken-Zungen-Syndrom		G44.851
12.1.7	Andere Ursachen für Dauerkopfschmerzen bei Hirnnervenläsion	Zusätzl. Code	G44.848
12.2	Trigeminusneuralgie		G44.847
12.2.1	Idiopathische Trigeminusneuralgie	G50.00	G44.847
12.2.2	Symptomatische Trigeminusneuralgie	G50.09	G44.847
12.2.2.1	Kompression der Trigeminuswurzel oder des Ganglion Gasseri	G53.80, Zusätzl. Code	G44.848

8.3   Kopfschmerzkalender

Die Autoren danken der Deutschen Migräne- und Kopfschmerzgesellschaft (DMKG) für die Erlaubnis, diesen sehr pragmatischen und leicht zu führenden Kopfschmetzkalender als Beispiel zitieren zu dürfen. Der Kalender ist im Internet unter www.dmkg zu finden und kann für den klinischen Alltag sowohl gespeichert als auch ausgedruckt werden.

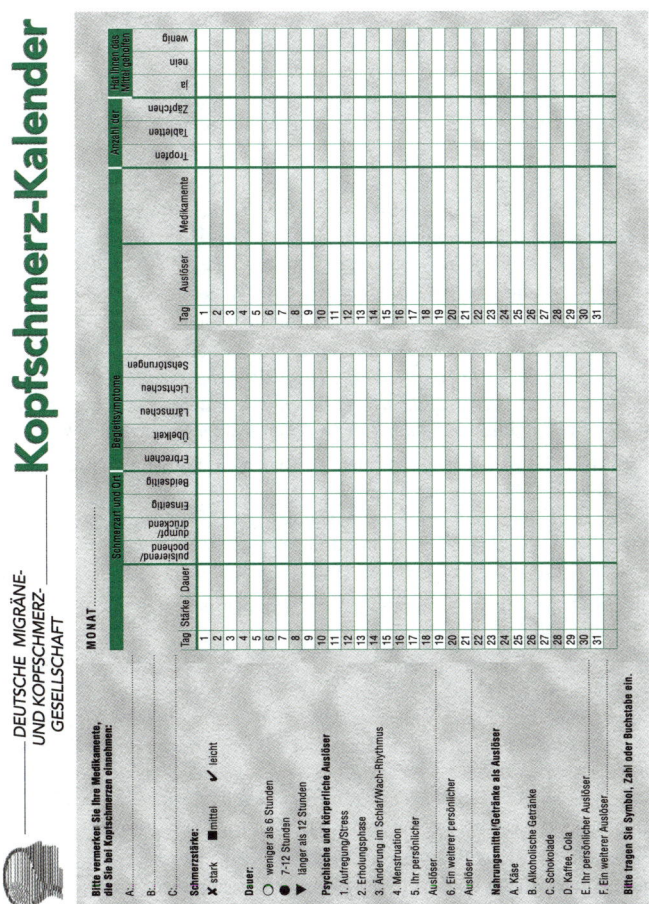

8

8.4 Literatur

8.4.1 Aktuelle Patientenratgeber über Kopfschmerzen (nach: Stefan Evers, www.dmkg.de)

- Diener, H. C.: Migräne – Informationen und Ratschläge. Chapmann und Hall Verlag, London 1996 (4. Auflage).
  (Anm.: Die erste Auflage ist bereits 1987 erschienen und seitdem immer wieder überarbeitet worden. Das Buch richtet sich direkt an all diejenigen, die selber an Migräne leiden.)

- Diener, H. C.: Kopf- und Gesichtsschmerzen. Diagnose und Behandlung in der Praxis. Thieme Verlag, Stuttgart 1997.
  (Anm.: Hierbei handelt es sich nach den Aussagen des Autors selbst um seine Synthese von wissenschaftlichen Erkenntnissen und subjektiven Erfahrungen. Das Werk nimmt somit eine Mittelposition zwischen Patientenratgeber und wissenschaftlichem Buch ein.)

- Evers, S., Michael, N.: Die Migräne. Eine Sammlung typischer Fallbeispiele. Hormosan Kwizda Medizinisch-wissenschaftliche Schriftenreihe 1996.
  (Anm.: In diesem Buch werden die verschiedenen Formen der Migräne und ihre wichtigsten Differenzialdiagnosen anhand von konkreten Fallbeispielen dargestellt und in ihrer Therapie erläutert. Das Buch ist in einer Schriftenreihe der Fa. Horosan-Kwizda erschienen, die sich mit der Darstellung häufiger Krankheitsbilder beschäftigt.)

- Gerber, W. D.: Kopfschmerz und Migräne. Mosaik Verlag, München 1998.
  (Anm.: Dieses Buch ist in der Reihe der Hexal-Ratgeber Gesundheit erschienen. Es stellt in 10 Schritten ausführlich ein Programm dar, wie Patienten aktiv an der Diagnosestellung und der Behandlung von Kopfschmerzen mithelfen können.)

- Göbel, H. H.: Kopfschmerzen – Leiden, die man nicht hinnehmen muß. Springer-Verlag, Berlin 1994.
  (Anm.: Dieses Buch stellt eine Zusammenfassung der Erfahrungen des Autors dar, die er in wissenschaftlicher Publikationsform zuletzt in seinem Buch „Die Kopfschmerzen" [Springer Verlag, Berlin 1997] vorgestellt hat.)

- Loibl, M.: Selbsthilfe bei Migräne – Aktiv dem Schmerz begegnen. Kösel Verlag, München 1996.

- Peikert, A.: Kopfschmerzen verstehen und erfolgreich behandeln. TRIAS / Thieme Verlag, Stuttgart 1997.
  (Anm.: Dieses Buch ist die Neubearbeitung eines bereits 4 Jahre zuvor erschienenen Werkes, das sich mit ausführlichen sachlichen Informationen an die Betroffenen von allen Kopfschmerzarten wendet. Es ist in der TRIAS-Serie des Thieme Verlags erschienen, in der bereits eine Fülle von Patientenratgebern erschienen ist.)

- Pfaffenrath, V.: Migräne und Kopfschmerzen – 100 Fragen / 100 Antworten. Wort und Bild Verlag, Baiersbrunn 1994.
  (Anm.: Dieses Buch gründet sich auf eine sehr lange Erfahrung in der stationären und ambulanten Kopfschmerzbehandlung. Es wird ergänzt durch die wissenschaftliche Publikation von denselben Autoren von „Was ist gesichert in der Therapie?

Der chronische Kopfschmerz – Spannungskopfschmerz und Schmerzmittelmissbrauch" [Arcis Verlag, München 1992, 3. Auflage].)

- Pothmann, R., Mohn, U., Maibach G., von Frankenberg, S., Besken, E., Kröner-Herwig, B.: Migränetagebuch für Kinder. Arcis-Verlag, München 1995.
  (Anm.: Dieses Buch beinhaltet einen praktikablen Kopfschmerzkalender für Kinder, der mit Symbolen und mit Figuren von Janosch arbeitet.)
- Rapoport, A., Sheftell, F.: Conquering headache. Empowering Press, Hamilton 1998 (2. Auflage).
  (Anm.: Dieses Buch ist beispielhaft für englischsprachige Patientenratgeber aufgenommen worden, da es im deutschsprachigen Raum relativ weit verbreitet ist. Es beschäftigt sich mit allen Kopfschmerzformen und hat seinen Schwerpunkt in der medikamentösen Therapie.)
- Scholz, R.: Migräne – Gewitter im Gehirn. Kunstmann Verlag, München 1992.
- Stiftung Warentest: Kopfschmerzen. Migräne. Selbstverlag, Berlin 1993.
  (Anm.: Dieses Buch informiert auch über Kopfschmerzen und deren Therapie, stellt aber in erster Linie eine umfangreiche Sammlung von Adressen, Literatur etc. dar.)
- Wasner, C.: Migräne – Inferno im Kopf. Kreuz Verlag 1997.
  (Anm.: In dem Buch werden persönliche Erfahrungen verbunden mit wissenschaftlichen Erkenntnissen und Behandlungsmöglichkeiten, damit Betroffene die Erkrankung verstehen lernen und bei Diagnose und Therapie aktiv mitarbeiten können.)

8

8.4.2 Weiterführende Literatur

Allgemein

- Headache Classification Committee of the International Headache Society, Classification and diagnostic criteria for headache disorders, cranial neuralgias and facial pain, Cephalalgia 8, 1–96 (1988).
- Lance, J. W., Goadsby, P. J.: Mechanism and Management of Headache. Butterworth-Heinemann Ltd, Oxford, 1998.
- Olesen, J., Tfelt-Hansen, P., Welch, K.: The Headaches, 2nd ed., Lippincott Williams & Wilkins, Philadelphia, 1999.
- Silberstein, S. D., Lipton, R. B., Goadsby, P. J.: Headache in clinical practice, Oxford University Press, Northamtonshire, 1998.

Migräne

- Bahra, A., Matharu, M. S., Buchel, C., Frackowiak, R. S., Goadsby, P. J.: Brainstem activation specific to migraine headache. Lancet 357, 1016–1017 (2001).
- Bousser, M. G.: Migraine, female hormones, and stroke. Cephalalgia 19, 75–89 (1999).

- Bousser, M. G., Tournier-Lasserve, E., Chang, C. L., Donaghy, M., Poulter, N.: Migraine and stroke in young women: case-control study. The World Health Organization Collaborative Study of Cardiovascular Disease and Steroid Hormone Contraception, Bmj 318, 13–18 (1999).
- Cumberbatch, M. J., Hill, R. G., Hargreaves, R. J.: Differential effects of the 5HT1B/1D receptor agonist naratriptan on trigeminal versus spinal nociceptive responses. Cephalalgia 18, 659–663 (1998).
- Dahlof, C.: How to assess patient preference of migraine treatments. Cephalalgia 19 Suppl 24, 2–5; discussion 5–6 (1999).
- de Lissovoy, G., Lazarus, S. S.: The economic cost of migraine. Present state of knowledge. Neurology 44, S56–62 (1994).
- Ducros, A., Joutel, A., Vahedi, K., Cecillon, M., Ferreira, A., Bernard, E., Verier, A., Echenne, B., Lopez de Munain, A.: Mapping of a second locus for familial hemiplegic migraine to 1q21-q23 and evidence of further heterogeneity, Ann Neurol, 42, 885–890 (1997).
- Chrubasik, S., Kress, W.: Value of acupuncture in treatment of migraine. Anaesthesiol Reanim, 20, 150–152 (1995).
- Diener, H. C., Limmroth, V.: Advances in pharmacological treatment of migraine. Expert Opin Investig Drugs 10, 1831–1845 (2001).
- Diener, H. C., May, A.: Positron emission tomography studies in acute migraine attack, 109–116. Chapman and Hall, London, 1996.
- Diener, H. C. et al.: Efficacy, Tolerability and Safety of Oral Eletriptan and Ergotamine plus Caffeine in the Acute Treatment of Migraine: A Multicentre, Randomised, Double-Blind, Placebo-Controlled Comparison. Eur Neurol 47, 99–107 (2002).
- Diener, H., Brune, K., Gerber, W., Pfaffenrath, V., Straube, A.: Therapie der Migräneattacke und Migräneprophylaxe. Nervenheilkunde 19, 335–345 (2000).
- Edvinsson, L., Uddman, R.: Adrenergic, cholinergic and peptidergic nerve fibres in dura mater – involvement in headache? Cephalalgia 1, 175–179 (1981).
- Edvinsson, L., Goadsby, P. J.: Neuropeptides in the cerebral circulation: relevance to headache. Cephalalgia 15, 272–276 (1995).
- Ferrari, M. D.: The economic burden of migraine to society. Pharmaco-economics 13, 667–676 (1998).
- Fishman, P., Black, L.: Indirect costs of migraine in a managed care population. Cephalalgia 19, 50–57; discussion 1 (1999).
- Friberg, L., Olesen, J., Iversen, H. K., Sperling, B.: Migraine pain associated with middle cerebral artery dilatation: reversal by sumatriptan. Lancet 338, 13–17 (1991).
- Friberg, L. et al.: Interictal „patchy" regional cerebral blood flow patterns in migraine patients. A single photon emission computerized tomographic study. European Journal of Neurology 1, 35–43 (1994).

- Gardner, K., Barmada, M. M., Ptacek, L. J., Hoffman, E. P.: A new locus for hemiplegic migraine maps to chromosome 1q31. Neurology 49, 1231–1238 (1997).

- Goadsby, P. J., Olesen, J.: Increasing the options for effective migraine management, Neurology, 48, S1–3 (1997).

- Goadsby, P. J., Lambert, G. A., Lance, J. W.: Stimulation of the trigeminal ganglion increases flow in the extracerebral but not the cerebral circulation of the monkey. Brain Res 381, 63–67 (1986).

- Goadsby, P. J., Lance, J. W.: Brainstem effects on intra- and extracerebral circulations. Relation to migraine and cluster headache. In: Basic Mechanisms of Headache (eds. Olesen, J. & L., E.) 413–427. Elsevier Science Publishers, Amsterdam, 1988.

- Goadsby, P. J., Fields, H. L.: On the functional anatomy of migraine. Ann Neurol 43, 272 (1998).

- Goadsby, P. J.: Advances in the pharmacotherapy of migraine. How knowledge of pathophysiology is guiding drug development. Drugs R D 2, 361–374 (1999).

- Goadsby, P. J.: Migraine, aura, and cortical spreading depression: why are we still talking about it? Ann Neurol 49, 4–6 (2001).

- Goadsby, P. J., Lipton, R. B., Ferrari, M. D.: Migraine – current understanding and treatment. N Engl J Med 346, 257–270 (2002).

- Hadjikhani, N. et al.: Mechanisms of migraine aura revealed by functional MRI in human visual cortex. Proc Natl Acad Sci U S A 98, 4687–4692 (2001).

- Kaube, H., May, A., Pfaffenrath, V.: Sumatriptan. Bmj 308, 1573–1574 (1994).

- Kaube, H., Herzog, J., Kaufer, T., Dichgans, M., Diener, H. C.: Aura in some patients with familial hemiplegic migraine can be stopped by intranasal ketamine. Neurology 55, 139–141 (2000).

- Kuritzky, A., Ziegler, D. K., Hassanein, R.: Vertigo, motion sickness and migraine. Headache 21, 227–231 (1981).

- Lance, J. W.: The pathophysiology of migraine: a tentative synthesis. Pathol Biol (Paris) 40, 355–360 (1992).

- Lauritzen, M.: Pathophysiology of the migraine aura. The spreading depression theory. Brain 117, 199–210 (1994).

- Leao, A. A. P.: Further observations on the spreading depression of activity in the cerebral cortex. J Neurophysiol 10, 409–414 (1947).

- Limmroth, V., May, A., Diener, H. C.: The value of sumatriptan in the acute treatment of migraine and cluster headache. Nervenheilkunde 15, 101–109 (1996).

- Limmroth, V., May, A., Diener, H.: Lysine-acetylsalicylic acid in acute migraine attacks. Eur Neurol 41, 88–93 (1999).

- Mathew, N. T.: Transformed migraine. Cephalalgia 13 Suppl 12, 78–83 (1993).

8

- Markowitz, S., Saito, K., Moskowitz, M. A.: Neurogenically mediated leakage of plasma protein occurs from blood vessels in dura mater but not brain. J Neurosci 7, 4129–4136 (1987).

- Matharu, M. S., Boes, C. J., Goadsby, P. J.: Managing the patient with migraine. Practitioner 245, 511, 515–518, 521 passim (2001).

- May, A., Goadsby, P. J.: Pharmacological opportunities and pitfalls in the therapy of migraine. Curr Opin Neurol 14, 341–345 (2001).

- May, A. et al.: Retinal plasma extravasation in animals but not in humans: implications for the pathophysiology of migraine. Brain 121, 1231–1237 (1998).

- May, A., Weiller, C.: PET und Dopplersonographie bei Kopfschmerzen. Der Schmerz 3, 140–145 (1996).

- May, A. et al.: Familial hemiplegic migraine locus on 19p13 is involved in the common forms of migraine with and without aura. Hum Genet 96, 604–608 (1995).

- Merikangas, K. R., Risch, N. J., Merikangas, J. R., Weissman, M. M., Kidd, K. K.: Migraine and depression: association and familial transmission. J Psychiatr Res 22, 119–129 (1988).

- Merikangas, K. R., Fenton, B. T., Cheng, S. H., Stolar, M. J., Risch, N.: Association between migraine and stroke in a large-scale epidemiological study of the United States. Arch Neurol 54, 362–368 (1997).

- Merikangas, K. R., Stevens, D. E.: Comorbidity of migraine and psychiatric disorders. Neurol Clin 15, 115–123 (1997).

- Ophoff, R. A., Terwindt, G. M., Vergouwe, M. N., van Eijk, R., Oefner, P. J., Hoffman, S. M., Lamerdin, J. E., Mohrenweiser, H. W., Bulman, D. E., Ferrari, M., Haan, J., Lindhout, D., van Ommen, G. J., Hofker, M. H., Ferrari, M. D., Frants, R. R.: Familial hemiplegic migraine and episodic ataxia type-2 are caused by mutations in the Ca^{2+} channel gene CACNL1A4, Cell, 87, 543–552 (1996).

- Olesen, J., Lauritzen, M., Tfelt-Hansen, P., Henriksen, L., Larsen, B.: Spreading cerebral oligemia in classical and normal cerebral blood flow in common migraine. Headache 22, 242–248 (1982).

- Olesen, J., Jansen-Olesen, I.: Nitric oxide mechanisms in migraine. Pathol Biol (Paris) 48, 648–657 (2000).

- Ophoff, R. A. et al.: Familial hemiplegic migraine and episodic ataxia type-2 are caused by mutations in the Ca^{2+} channel gene CACNL1A4. Cell 87, 543–552 (1996).

- Rapoport, A. M., Adelman, J. U.: Cost of migraine management: a pharmacoeconomic overview. Am J Manag Care 4, 531–545 (1998).

- Tfelt-Hansen, P., Saxena, P. R., Dahlof, C., Pascual, J., Lainez, M., Henry, P., Diener, H., Schoenen, J., Ferrari, M. D., Goadsby, P. J.: Ergotamine in the acute treatment of migraine: a review and European consensus, Brain, 123, 9–18 (2000).

- Vestergaard, K., Andersen, G., Nielsen, M. I., Jensen, T. S.: Headache in stroke. Stroke 24, 1621–1624 (1993).

- Weiller, C. et al.: Brain stem activation in spontaneous human migraine attacks. Nat Med 1, 658–660 (1995).

- Whitmarsh, T. E., Coleston-Shields, D. M., Steiner, T. J.: Double-blind randomized placebo-controlled study of homoeopathic prophylaxis of migraine, Cephalalgia, 17, 600–604 (1997).

- Wilkinson, M., Pfaffenrath, V., Schoenen, J., Diener, H. C., Steiner, T. J.: Migraine and cluster headache – their management with sumatriptan: a critical review of the current clinical experience, Cephalalgia, 15, 337–357 (1995).

Spannungskopfschmerzen

- Carruthers, A., Langtry, J. A., Carruthers, J., Robinson, G.: Improvement of tension-type headache when treating wrinkles with botulinum toxin A injections. Headache 39, 662–665 (1999).

- Mathew, N. T.: Transformed migraine, Cephalalgia, 13 Suppl 12, 78–83 (1993).

- Manzoni, G. C., Granella, F., Sandrini, G., Cavallini, A., Zanferrari, C., Nappi, G.: Classification of chronic daily headache by International Headache Society criteria: limits and new proposals. Cephalalgia 15, 37–43 (1995).

- Melchart, D. et al.: Acupuncture for recurrent headaches: a systematic review of randomized controlled trials. Cephalalgia 19, 779–786; discussion 765 (1999).

- Nebe, J., Heier, M., Diener, H. C.: Low-dose ibuprofen in self-medication of mild to moderate headache: a comparison with acetylsalicylic acid and placebo. Cephalalgia 15, 531–535 (1995).

- Olesen, J., Rasmussen, B. K.: The International Headache Society classification of chronic daily and near-daily headaches: a critique of the criticism. Cephalalgia 16, 407–411 (1996).

- Porta, M.: A comparative trial of botulinum toxin type A and methylprednisolone for the treatment of tension-type headache. Curr Rev Pain 4, 31–35 (2000).

- Silberstein, S. D., Lipton, R. B., Sliwinski, M.: Classification of daily and near-daily headaches: field trial of revised IHS criteria [see comments]. Neurology 47, 871–875 (1996).

- Wheeler, A. H.: Botulinum toxin A, adjunctive therapy for refractory headaches associated with pericranial muscle tension. Headache 38, 468–471 (1998).

8

Analgetikainduzierter Kopfschmerz

- Couturier, E. G., Laman, D. M., van Duijn, M. A., van Duijn, H.: Influence of caffeine and caffeine withdrawal on headache and cerebral blood flow velocities. Cephalalgia 17, 188–190 (1997).

- Diener, H. C., Pfaffenrath, V., Soyka, D., Gerber, W. D.: Therapy of drug-induced chronic headache. Recommendations of the German Migraine and Headache Society. Med Monatsschr Pharm 15, 106–109 (1992).
- Diener, H. C. et al.: Analgesic-induced chronic headache: long-term results of withdrawal therapy. J Neurol 236, 9–14 (1989).
- Diener, H. C., Katasarva, Z.: Analgesic / abortive overuse and misuse in chronic daily headache. Curr Pain Headache Rep 5, 545–550 (2001).
- Evers, S., Gralow, I., Bauer, B., Suhr, B., Buchheister, A., Husstedt, I.-W. et al.: Sumatriptan and ergotamine overuse and drug-induced headache: a clinicoepidemiologic study. Clin Neuropharmacol 22, 201–206 (1999).
- Evers, S., Suhr, B., Bauer, B., Grotemeyer, K. H., Husstedt, I. W.: A retrospective long-term analysis of the epidemiology and features of drug-induced headache. J Neurol 246, 802–809 (1999).
- Haag, G., Baar, H., Grotemeyer, K. H., Pfaffenrath, V., Ribbat, M. J., Diener, H. C.: Prophylaxe und Therapie des medikamenteninduzierten Dauerkopfschmerzes. Nervenheilkunde 17, 1–4 (1999).
- Limmroth, V., Diener, H. C.: Drug-induced headache. Z Arztl Fortbild (Jena) 87, 483–491 (1993).
- Limmroth, V., Kazawara, Z., Fritsche, G., Diener, H.-C.: Headache after frequent use of serotonin agonists zolmitriptan and naratriptan. Lancet 353, 378 (1999).

Trigemino-autonome Kopfschmerzen

- Anthony, M.: Arrest of attacks of cluster headache by local steroid injection of the occipital nerve. In: C. Rose (Ed.): Migraine, Karger, Basel, 1985, 169–173.
- Antonaci, F., Pareja, J. A., Caminero, A. B., Sjaastad, O.: Chronic paroxysmal hemicrania and hemicrania continua: anaesthetic blockades of pericranial nerves. Funct Neurol 12, 11–15 (1997).
- Bahra, A. et al.: Oral zolmitriptan is effective in the acute treatment of cluster headache. Neurology 54, 1832–1839 (2000).
- Bahra, A., May, A., Goadsby, P. J.: Cluster headache: A prospective clinical study with diagnostic implications. Neurology 58, 354–361 (2002).
- Barre, F.: Cocaine as an abortive agent in cluster headache. Headache 22, 69–73 (1982).
- Drummond, P. D., Lance, J. W.: Neurovascular disturbances in headache patients. Clin Exp Neurol 20, 93–99 (1984).
- D'Alessandro, R.: Tizanidine for chronic cluster headache. Arch Neurol 53, 1093 (1996).

- D'Andrea, G., Perini, F., Granella, F., Cananzi, A., Sergi, A.: Efficacy of transdermal clonidine in short-term treatment of cluster headache: a pilot study. Cephalalgia 15, 430–433 (1995).

- D'Andrea, G., Granella, F., Cadaldini, M.: Possible usefulness of lamotrigine in the treatment of SUNCT syndrome. Neurology 53, 1609 (1999).

- Di Sabato, F., Rocco, M., Martelletti, P., Giacovazzo, M.: Hyperbaric oxygen in chronic cluster headaches: influence on serotonergic pathways. Undersea Hyperb Med 24, 117–122 (1997).

- Diener, H. C.: Sumatriptan in the treatment of cluster headache. Cephalalgia 21, 16–17 (2001).

- Drummond, P. D.: Dissociation between pain and autonomic disturbances in cluster headache. Headache 30, 505–508 (1990).

- Dodick, D., Rozen, T., Goadsby, P., Silberstein, S.: Cluster headache. Cephalalgia 20, 787–803 (2000).

- Ekbom, K.: Treatment of cluster headache: clinical trials, design and results, Cephalalgia 15, 33–36 (1995).

- Ekbom, K., Krabbe, A., Micelli, G., Prusinski, A., Cole, J. A., Pilgrim, A. J., Noronha, D.: Cluster headache attacks treated for up to three months with subcutaneous sumatriptan (6 mg). Sumatriptan Cluster Headache Long-term Study Group. Cephalalgia 15, 230–236 (1995).

- Ekbom, K., Lindgren, L., Nilsson, B. Y., Hardebo, J. E., Waldenlind, E.: Retro-Gasserian glycerol injection in the treatment of chronic cluster headache. Cephalalgia 7, 21–27 (1987).

- Fogan, L.: Treatment of cluster headache. A double-blind comparison of oxygen vs air inhalation. Arch Neurol 42, 362–363 (1985).

- Ford, R. G., Ford, K. T., Swaid, S., Young, P., Jennelle, R.: Gamma knife treatment of refractory cluster headache. Headache 38, 3–9 (1998).

- Gallagher, R. M., Mueller, L., Ciervo, C. A.: Analgesic use in cluster headache. Headache 36, 105–107 (1996).

- Göbel, H., Diener, H., Grotemeyer, K., Pfaffenrath, V.: Therapie des Cluster-kopfschmerzes. Deutsches Ärzteblatt 95, 2760–2769 (1998).

- Goadsby, P. J., Edvinsson, L.: Human in vivo evidence for trigeminovascular activation in cluster headache. Neuropeptide changes and effects of acute attacks therapies. Brain 117, 427–434 (1994).

- Goadsby, P. J., Lipton, R. B.: A review of paroxysmal hemicranias, SUNCT syndrome and other short-lasting headaches with autonomic feature, including new cases. Brain 120, 193–209 (1997).

- Goadsby, P. J., May, A.: PET demonstration of hypothalamic activation in cluster headache. Neurology 52, 1522 (1999).

8

- Hardebo, J. E., Moskowitz, M. A.: Synthesis of Cluster Headache Pathophysiology. In: J. Olesen, P. Tfelt-Hansen, Hardebo, J. E.: How cluster headache is explained as an intracavernous inflammatory process lesioning sympathetic fibres. Headache 34, 125–131 (1994).

- K. M. A. Welch (Eds.): The Headaches, Raven Press, New York, 1993, 569–576.

- Hering, R., Kuritzky, A.: Sodium valproate in the treatment of cluster headache: an open clinical trial. Cephalalgia 9, 195–198 (1989).

- Kruszewski, P. et al.: Shortlasting, unilateral, neuralgiform headache attacks with conjunctival injection, tearing, and subclinical forehead sweating („Sunct" syndrome): II. Changes in heart rate and arterial blood pressure during pain paroxysms. Headache 31, 399–405 (1991).

- Kudrow, L.: Response of cluster headache attacks to oxygen inhalation. Headache 21, 1–4 (1981).

- Leone, M., Bussone, G.: A review of hormonal findings in cluster headache. Evidence for hypothalamic involvement. Cephalalgia 13, 309–317 (1993).

- Leone, M., D'Amico, D., Moschiano, F., Fraschini, F., Bussone, G.: Melatonin versus placebo in the prophylaxis of cluster headache: a double-blind pilot study with parallel groups. Cephalalgia 16, 494–496 (1996).

- Leone, M. et al.: Transdermal clonidine in the prophylaxis of episodic cluster headache. Cephalalgia 17, 551 (1997).

- Leone, M. et al.: Neuroendocrinology of cluster headache. Ital J Neurol Sci 20, S18–S20 (1999).

- Leone, M. et al.: Increased familial risk of cluster headache. Neurology 56, 1233–1236 (2001).

- May, A., Ashburner, J., Büchel, C., McGonigle, D., Friston, K., Frackowiak, R., Goadsby, P.: Structural and functional hypothalamic abnormalities characterise a periodic idiopathic headache syndrome, Nat Med 5, 836–838 (1999).

- May, A., Goadsby, P. J.: Cluster headache: imaging and other developments, Curr Opin Neurol 11, 199–203 (1998).

- May, A.: Cluster Kopfschmerz – Klinik, Pathogenese und Therapie. Neurotransmitter 12, 58–61 (2000).

- May, A., Bahra, A., Buchel, C., Turner, R., Goadsby, P. J.: Functional magnetic resonance imaging in spontaneous attacks of SUNCT: short-lasting neuralgiform headache with conjunctival injection and tearing. Ann Neurol 46, 791–794 (1999).

- Mills, T. M., Scoggin, J. A.: Intranasal lidocaine for migraine and cluster headaches, Ann Pharmacother 31, 914–915 (1997).

- Pareja, J. A. et al.: SUNCT syndrome: duration, frequency, and temporal distribution of attacks. Headache 36, 161–165 (1996).

- Pfaffenrath, V., Diener, H. C., Soyka, D., Grotemeyer, K. H.: Treatment of cluster headache. Recommendations of the German Migraine and Headache Society. Med Monatsschr Pharm 15, 140–145 (1992).
- Sjaastad, O. (Ed.): Major Problems in Neurology, Vol. 23, Cluster Headache Syndrome. W B Saunders Company Ltd, London, 1992.
- Steiner, T. J., Hering, R., Couturier, E. G. M., Davies, P. T. G., Whitmarsh, T. E.: Double-blind placebo-controlled trial of lithium in episodic cluster headache. Cephalalgia 17, 673–675 (1997).

Idiopathisch stechende Kopfschmerzen

- Ekbom, K.: Idiopathic stabbing headache. Cephalalgia 16, 77 (1996).
- Magnus, L.: Nonepileptic uses of gabapentin. Epilepsia 40, S66–72; discussion S73–74 (1999).
- Martins, I. P., Parreira, E., Costa, I.: Extratrigeminal ice-pick status. Headache 35, 107–110 (1995).
- Pareja, J. A., Ruiz, J., de Isla, C., al-Sabbah, H., Espejo, J.: Idiopathic stabbing headache (jabs and jolts syndrome). Cephalalgia 16, 93–96 (1996).
- Pascual, J., Iglesias, F., Oterino, A., Vazquez-Barquero, A., Berciano, J.: Cough, exertional, and sexual headaches: an analysis of 72 benign and symptomatic cases. Neurology 46, 1520–1524 (1996).
- Raskin, N. H.: Schwartz, R. K.: Icepick-like pain. Neurology 30, 203–205 (1980).
- Raskin, N. H.: Short-lived head pains. Neurol Clin 15, 143–152 (1997).

Symptomatische Kopfschmerzen

- Bell, K. R., Kraus, E. E., Zasler, N. D.: Medical management of posttraumatic headaches: pharmacological and physical treatment. J Head Trauma Rehabil 14, 34–48 (1999).
- Bengtsson, B. A., Malmvall, B. E.: The epidemiology of giant cell arteritis including temporal arteritis and polymyalgia rheumatica. Incidences of different clinical presentations and eye complications. Arthritis Rheum 24, 899–904 (1981).
- Bengtsson, B. A., Malmvall, B. E.: Giant cell arteritis. Acta Med Scand Suppl 658, 1–102 (1982).
- Bertram, M., Ringleb, P., Fiebach, J., Orberk, E., Brandt, T., Hacke, W.: Spectrum of neurological symptoms in dissections of brain-supplying arteries. Dtsch Med Wochenschr 124, 273–278 (1999).
- Biousse, V., D'Angletan, J. D., Touboul, P.: Headache in 67 patients with extracranial internal carotid artery dissection. Cephalalgia 11, 349–350 (1991).

8

- Biousse, V., D'Anglejan-Chatillon, J., Massiou, H., Bousser, M. G.: Head pain in non-traumatic carotid artery dissection: a series of 65 patients [see comments]. Cephalalgia 14, 33–36 (1994).

- Dhopesh, V., Anwar, R., Herring, C.: A retrospective assessment of emergency department patients with complaint of headache. Headache 19, 37–42 (1979).

- Durcan, F. J., Corbett, J. J., Wall, M.: The incidence of pseudotumor cerebri. Population studies in Iowa and Louisiana. Arch Neurol 45, 875–877 (1988).

- Elkind, A. H.: Headache and facial pain associated with head injury. Otolaryngol Clin North Am 22, 1251–1271 (1989).

- Goadsby, P. J., Mossman, S.: Giant cell arteritis and ophthalmoplegia [letter]. Aust N Z J Med 21, 930 (1991).

- Hart, R. G., Easton, J. D.: Dissection of cervical and cerebral arteries. Neurol Clin 1, 155–182 (1983).

- Hauser, W. A., Ferguson, R. H., Holley, K. E., Kurland, L. T.: Temporal arteritis in Rochester, Minnesota, 1951 to 1967. Mayo Clin Proc 46, 597–602 (1971).

- Hufnagel, A., Hammers, A., Schonle, P. W., Bohm, K. D., Leonhardt, G.: Stroke following chiropractic manipulation of the cervical spine. J Neurol 246, 683–688 (1999).

- Huff, A. L., Hupp, S. L., Rothrock, J. F.: Chronic daily headache with migrainous features due to papilledema-negative idiopathic intracranial hypertension. Cephalalgia 16, 451–452 (1996).

- Hunder, G. G., Bloch, D. A., Michel, B. A., Stevens, M. B., Arend, W. P., Calabrese, L. H., Edworthy, S. M., Fauci, A. S., Leavitt, R. Y., Lie, J. T. et al.: The American College of Rheumatology 1990 criteria for the classification of giant cell arteritis. Arthritis Rheum 33, 1122–1128 (1990).

- Keidel, M., Diener, H. C.: Post-traumatic headache. Nervenarzt 68, 769–777 (1997).

- Keidel, M., Diener, H. C.: Diagnosis and therapy of posttraumatic headache. Careful early mobilization prevents chronic condition. MMW Fortschr Med 141, 45–47 (1999).

- Knappertz, V. A.: Cough headache and the competency of jugular venous valves. Neurology 46, 1497 (1996).

- Lance, J. W.: Headaches occurring during sexual intercourse. Proc Aust Assoc Neurol 11, 57–60 (1974).

- Lance, J. W.: Headaches related to sexual activity. J Neurol Neurosurg Psychiatry 39, 1226–1230 (1976).

- Lee, K. P., Carlini, W. G., McCormick, G. F., Albers, G. W.: Neurologic complications following chiropractic manipulation: a survey of California neurologists. Neurology 45, 1213–1215 (1995).

- Leicht, M. J.: Non-traumatic headache in the emergency department. Ann Emerg Med 9, 404–409 (1980).

- Martelli, M. F., Grayson, R. L., Zasler, N. D.: Posttraumatic headache: neuropsychological and psychological effects and treatment implications. J Head Trauma Rehabil 14, 49–69 (1999).

- Martins, I. P., Parreira, E., Costa, I.: Extratrigeminal ice-pick status. Headache 35, 107–110 (1995).

- Packard, R. C.: Epidemiology and pathogenesis of posttraumatic headache. J Head Trauma Rehabil 14, 9–21 (1999).

- Parenti, G., Orlandi, G., Bianchi, M., Renna, M., Martini, A., Murri, L.: Vertebral and carotid artery dissection following chiropractic cervical manipulation. Neurosurg Rev 22, 127–129 (1999).

- Packard, R. C.: Epidemiology and pathogenesis of posttraumatic headache. J Head Trauma Rehabil 14, 9–21 (1999).

- Palla, S.: Headache and teeth. Ther Umsch 54, 87–93 (1997).

- Przywara, S., May, A.: Emergencies in general practice, 1. Headache as an alarm symptom. MMW Fortschr Med 143, 28–33 (2001).

- Ramirez-Lassepas, M., Espinosa, C. E., Cicero, J. J., Johnston, K. L., Cipolle, R. J., Barber, D. L.: Predictors of intracranial pathologic findings in patients who seek emergency care because of headache. Arch Neurol 54, 1506–1509 (1997).

- Silberstein, S., Merriam, G.: Sex hormones and headache 1999 (menstrual migraine). Neurology 53, S3–13 (1999).

- Rapoport, A. M., Sheftell, F. D., Baskin, S. M.: Geriatric headaches. Geriatrics 38, 81–83, 86–87 (1983).

- Raskin, N. H.: Lumbar puncture headache: a review. Headache 30, 197–200 (1990).

8

Gesichtsschmerzen

- Attal, N.: Pharmacologic treatment of neuropathic pain. Acta Neurol Belg 101, 53–64 (2001).

- Block, F.: Gabapentin therapy for pain. Nervenarzt 72, 69–77 (2001).

- Bowsher, D.: The management of postherpetic neuralgia. Postgrad Med J 73, 623–629 (1997).

- Bryson, H. M., Wilde, M. I.: Amitriptyline. A review of its pharmacological properties and therapeutic use in chronic pain states. Drugs Aging 8, 459–476 (1996).

- Bucci, F. A., Jr., Gabriels, C. F., Krohel, G. B.: Successful treatment of postherpetic neuralgia with capsaicin. Am J Ophthalmol 106, 758–759 (1988).

- Cibirka RM, Nelson SK, Lefebvre CA.: Burning mouth syndrome: a review of etiologies. J Prosthet Dent 78 (1), 93–97 (1997).

- Colin, J. et al.: Comparison of the efficacy and safety of valaciclovir and acyclovir for the treatment of herpes zoster ophthalmicus. Ophthalmology 107, 1507–1511 (2000).
- Cruccu, G., Leandri, M., Feliciani, M., Manfredi, M.: Idiopathic and symptomatic trigeminal pain. J Neurol Neurosurg Psychiatry 53, 1034–1042 (1990).
- Crooks, R. J., Jones, D. A., Fiddian, A. P.: Zoster-associated chronic pain: an overview of clinical trials with acyclovir. Scand J Infect Dis Suppl 80, 62–68 (1991).
- De Benedittis, G., Lorenzetti, A.: Topical aspirin / diethyl ether mixture versus indometacin and diclofenac / diethyl ether mixtures for acute herpetic neuralgia and postherpetic neuralgia: a double-blind crossover placebo-controlled study. Pain 65, 45–51 (1996).
- Dhopesh, V., Anwar, R., Herring, C.: A retrospective assessment of emergency department patients with complaint of headache. Headache 19, 37–42 (1979).
- Diamond, S.: Postherpetic neuralgia. Prevention and treatment. Postgrad Med 81, 321–322 (1987).
- Dworkin, R. H., Nagasako, E. M., Johnson, R. W., Griffin, D. R.: Acute pain in herpes zoster: the famciclovir database project. Pain 94, 113–119 (2001).
- Eadie, M. J.: The management of facial pain. Med J Aust 2, 224–225 (1975).
- Epstein, E.: Treatment of zoster and postzoster neuralgia by the intralesional injection of triamcinolone: a computer analysis of 199 cases. Int J Dermatol 15, 762–769 (1976).
- Esmann, V. et al.: Prednisolone does not prevent post-herpetic neuralgia. Lancet 2, 126–129 (1987).
- Fraioli, B., Esposito, V., Guidetti, B., Cruccu, G., Manfredi, M.: Treatment of trigeminal neuralgia by thermocoagulation, glycerolization, and percutaneous compression of the gasserian ganglion and / or retrogasserian rootlets: long-term results and therapeutic protocol. Neurosurgery 24, 239–245 (1989).
- Göbel, H., Heinze, A., Heinze-Kuhn, K., Austermann, K.: Botulinum toxin A in the treatment of headache syndromes and pericranial pain syndromes. Pain 91, 195–199 (2001).
- Haag, G. et al.: Prophylaxe und Therapie des medikamenteninduzierten Dauerkopfschmerzes. Nervenheilkunde 17, 1–4 (1999).
- Gouda, J. J., Brown, J. A.: Atypical facial pain and other pain syndromes. Differential diagnosis and treatment. Neurosurg Clin N Am 8, 87–100 (1997).
- Hakeberg, M., Berggren, U., Hagglin, C., Ahlqwist, M.: Reported burning mouth symptoms among middle-aged and elderly women. Eur J Oral Sci 105, 539–543 (1997).
- Hannerz, J.: Pain characteristics of painful ophthalmoplegia (the Tolosa-Hunt syndrome). Cephalalgia 5, 103–106 (1985).
- Hannerz, J.: Orbital phlebography and signs of inflammation in episodic and chronic cluster headache. Headache 31, 540–542 (1991).

- Hannerz, J.: Recurrent Tolosa-Hunt syndrome: a report of ten new cases. Cephalalgia 19 Suppl 25, 33–35 (1999).

- Harrison, S. D., Balawi, S. A., Feinmann, C., Harris, M.: Atypical facial pain: a double-blind placebo-controlled crossover pilot study of subcutaneous sumatriptan. Eur Neuropsychopharmacol 7, 83–88 (1997).

- Hirato, M., Kawashima, Y., Shibazaki, T., Shibasaki, T., Ohye, C.: Pathophysiology of central (thalamic) pain: a possible role of the intralaminar nuclei in superficial pain. Acta Neurochir Suppl Wien 52, 133–136 (1991).

- Hobson, D. E., Gladish, D. F.: Botulinum toxin injection for cervicogenic headache. Headache 37, 253–255 (1997).

- Hoffert, M. J.: Headaches that masquerade as dental pain. J Mass Dent Soc 44, 33–35 (1995).

- Hunt, W. E., Brightman, R. P.: The Tolosa-Hunt syndrome: a problem in differential diagnosis. Acta Neurochir Suppl 42, 248–252 (1988).

- Ishijima, B., Shimoji, K., Shimizu, H., Takahashi, H., Suzuki, I.: Lesions of spinal and trigeminal dorsal root entry zone for deafferentation pain. Experience of 35 cases. Appl Neurophysiol 51, 175–187 (1988).

- Ladhani, S., Williams, H. C.: The management of established postherpetic neuralgia: a comparison of the quality and content of traditional vs. systematic reviews. Br J Dermatol 139, 66–72 (1998).

- Loldrup, D., Langemark, M., Hansen, H. J., Olesen, J., Bech, P.: Clomipramine and mianserin in chronic idiopathic pain syndrome. A placebo controlled study. Psychopharmacology 99 (1), 1–7 (1989).

- Magnus, L.: Nonepileptic uses of gabapentin. Epilepsia 40, S66-72; discussion S73–74 (1999).

- Pfaffenrath, V., Rath, M., Pollmann, W., Keeser, W.: Atypical facial pain – application of the IHS criteria in a clinical sample. Cephalalgia 13 Suppl 12, 84–88 (1993).

- Reder, A. T., Arnason, B. G.: Trigeminal neuralgia in multiple sclerosis relieved by a prostaglandin E analogue. Neurology 45, 1097–1100 (1995).

- Reiss, M., Knecht, M., Reiss, G.: Burning mouth syndrome. Med Monatsschr Pharm 23 (5), 157–159 (2000).

- Rhodus, N. L., Myers, S., Bowles, W., Schwartz, B., Parsons, H.: Burning mouth syndrome: diagnosis and treatment. Northwest Dent 79 (3), 21–28 (2000).

- Rosenblatt, M. A., Sakol, P. J.: Ocular and periocular pain. Otolaryngol Clin North Am 22, 1173–1203 (1989).

- Sambrook, M. A.: Pain in the face. Nurs Times 71, 97–99 (1975).

- Ship, J. A., Grushka, M., Lipton, J. A., Mott, A. E., Sessle, B. J., Dionne, R. A.: Burning mouth syndrome: an update. J Am Dent Assoc 126 (7), 842–853 (1995).

8

Kinderkopfschmerz

- Evers, S., Pothmann, R., Überall, M., Naumann, E., Gerber, W. D.: Treatment of idiopathic headache in childhood – Recommendations of the German Migraine and Headache Society (DMKG). Schmerz 16 (1), 48–56 (2002).

- Guidetti, V., Galli, F.: Recent development in paediatric headache. Curr Opin Neurol 14 (3), 335–340 (2001).

- Lewis, D. W.: Headaches in children and adolescents. Am Fam Physician 65 (4), 625–632 (2002).

- Linder, S. L., Winner, P.: Pediatric headache. Med Clin North Am 85 (4), 1037–1053 (2001).

- Kan, L., Nagelberg, J., Maytal, J.: Headaches in a pediatric emergency department: etiology, imaging, and treatment. Headache 40, 25–29 (2000).

- Maytal, J., Young, M., Shechter, A., Lipton, R. B.: Pediatric migraine and the International Headache Society (IHS) criteria. Neurology 48, 602–607 (1997).

- Pothmann, R., Luka-Krausgrill, U., Seemann, H., Naumann, E.: Treatment of headache in children. Recommendations of the pain therapy study group of the DGCS. Schmerz 15 (4), 265–271 (2001).

- Puca, F., de Tommaso, M.: Clinical neurophysiology in childhood headache. Cephalalgia 19, 137–146 (1999).

- Reuter, D., Brownstein, D.: Common emergent pediatric neurologic problems. Emerg Med Clin North Am 20 (1), 155–176 (2002).

- Rhee, H.: Risk factors for and sequelae of headaches in schoolchildren with clinical implications from a psychosocial perspective. J Pediatr Nurs 16 (6), 392–401 (2001).

- Rosenblum, R. K., Fisher, P. G.: A guide to children with acute and chronic headaches. J Pediatr Health Care 15 (5), 229–235 (2001).

- Rothner, A. D.: Headaches in children and adolescents: update 2001. Semin Pediatr Neurol 8 (1), 2–6 (2001).

- Überall, M.: Differentialdiagnostik und Differentialtherapie kindlicher Kopfschmerzen. Päd 6, 51–59 (2000).

- Wasiewski, W. W.: Preventive therapy in pediatric migraine. J Child Neurol 16 (2), 71–78 (2001).

- Wober, C., Wober-Bingol, C.: Clinical management of young patients presenting with headache. Funct Neurol 15 (Suppl 3), 89–105 (2000).

Kopfschmerz und Schwangerschaft

- Dalessio, D. J.: Classification and treatment of headache during pregnancy. Clin Neuropharmacol 9 (2), 121–131 (1986).

- Evers, S., Husstedt, I. W., Suhr, B.: Hormones and headaches. Epidemiology, physiopathology and drug therapy. Med Monatsschr Pharm 21 (10), 294–303 (1998).

- Goretzlehner, G., Simon, E.: Status of problems with administration of hormonal contraceptives. Zentralbl Gynakol 121 (1), 18–22 (1999).

- Lowe, S. A.: Drugs in pregnancy. Anticonvulsants and drugs for neurological disease. Best Pract Res Clin Obstet Gynaecol 15 (6), 863–876 (2001).

- Marcus, D. A.: Management of headache in women. J Gend Specif Med 2 (4), 47–50 (1999).

- Miles, C. B.: Treatment of migraine during pregnancy and lactation. S D J Med 48 (11), 373–377 (1995).

- Moloney, M. F., Matthews, K. B., Scharbo-Dehaan, M., Strickland, O. L.: Caring for the woman with migraine headaches. Nurse Pract 25 (2), 17–18, 21–24, 27–28 passim, quiz 40–41 (2000).

- Pfaffenrath, V., Rehm, M.: Migraine in pregnancy: what are the safest treatment options? Drug Saf 19, 383–388 (1998).

- Rathmell, J. P., Viscomi, C. M., Ashburn, M. A.: Management of nonobstetric pain during pregnancy and lactation. Anesth Analg 85 (5), 1074–1087 (1997).

- Rayburn, W. F., Lavin, J. P., Jr.: Drug prescribing for chronic medical disorders during pregnancy: an overview. Am J Obstet Gynecol 155 (3), 565–569 (1986).

- Silberstein, S. D.: Headache and female hormones: what you need to know. Curr Opin Neurol 14 (3), 323–333 (2001).

- Silberstein, S. D.: Headaches and women: treatment of the pregnant and lactating migraineur. Headache 33 (10), 533–540 (1993).

- Silberstein, S. D.: Migraine and pregnancy. Neurol Clin 15 (1), 209–231 (1997).

- Weitzel, K. W., Strickland, J. M., Smith, K. M., Goode, J. V.: Gender-specific issues in the treatment of migraine. J Gend Specif Med 4 (1), 64–74 (2001).

- Welch, K. M.: Migraine and pregnancy. Adv Neurol 64, 77–81 (1994).

8

8.5 Cluster-Kopfschmerz und Sauerstoffverordnung

8.5.1 Verordnung von Sauerstoff zur Akuttherapie einer Cluster-Attacke: Praktische Hilfe

Zur Attackenkupierung bei episodischem und chronischem Cluster-Kopfschmerz ist nach den Richtlinien der DMKG die Inhalation von 7 l reinem Sauerstoff 15 Minuten lang über Maske in sitzender Position die Therapie erster Wahl und bei etwa 70 % der Patienten wirksam. Alternativ liegen hinsichtlich der Wirksamkeit für 6 mg Sumatriptan subcutan zur Attackenkupierung die besten Ergebnisse vor.

Aufgrund einer Anfrage an die DMKG hinsichtlich der praktischen Vorgehensweise bei der Verordnung von Sauerstoff für die Cluster-Patienten setzten wir uns telefonisch mit einigen privaten und nicht-privaten Krankenkassen in Verbindung, um uns nach deren Richtlinien zu erkundigen. Die einzelnen Auskünfte waren unterschiedlich, so dass hier leider keine einheitliche, alle Kassen betreffende Richtlinie vorgestellt werden kann. Bei einigen Kassen ist eine Genehmigung durch den medizinischen Dienst erforderlich.

Wir würden aus praktischen Gründen folgendes Vorgehen vorschlagen:
- Die Diagnose sollte durch einen in Diagnostik und Therapie von Kopfschmerzerkrankungen erfahrenen Kollegen gesichert sein

- Vor der Verordnung sollte die Wirksamkeit der Sauerstoffinhalation in der Attackenkupierung z. B. in der Klinik überprüft worden sein.

- Bei Kassenpatienten sollte ein Hilfsmittelrezept zur Verordnung eines Sauerstoffgeräts zur Inhalation von reinem Sauerstoff über Maske ausgestellt werden, in dem die etwa benötigte Menge an Sauerstoff (8–12 l / min, ca. 15 min / Attacke, durchschnittliche Attackenhäufigkeit) und die Diagnose vermerkt sein sollten. Bei Privatpatienten kann ein Privatrezept ausgestellt werden, das ebenfalls die genannten Angaben enthält. Hier scheint es in der Genehmigung von Hilfsmitteln Unterschiede bez. des Versicherungsumfangs der Patienten zu geben, so dass es sich empfiehlt, den Versicherungsstatus und -umfang des Patienten zu überprüfen.

- Die einzelnen Krankenkassen haben zum Teil eigene Lieferanten für die Geräte und behalten es sich u. U. dann auch vor, die Geräte und Lieferanten selbst zu benennen. Am sinnvollsten erscheint es daher, das Rezept und ggf. ein Attest (Vorschlag hierzu s. u.) nach einem kurzen Anruf bei der zuständigen Krankenkasse direkt an die Krankenkasse zu schicken oder zu faxen. Entscheidend ist die zügige Bearbeitung aufgrund der Akuität der Symptomatik. Der Patient kann mit dem Rezept auch direkt in ein Sanitätshaus gehen, das das Sauerstoffgerät dann zur Verfügung stellt, sollte aber vorher die Genehmigung durch die Kasse erfragt haben. Privatpatienten sollten ebenfalls bei ihrer Kasse nachfragen, ob sie das Rezept dort unmittelbar einreichen sollen und die Kasse eigene Geräte hat oder ob die Erstattung nachträglich erfolgt.

- Da die Indikation für Sauerstoff zur Akuttherapie der Cluster-Attacke nicht allen Sachbearbeitern gleich geläufig ist, sollte dem Rezept ein ärztliches Attest beigefügt werden, das diese Indikation erläutert (s. u.). Dieses Attest kann auch aus dem Internet heruntergeladen werden. Spezielle Besonderheiten, den Patienten und das Problem betreffend, sollten natürlich ergänzt werden (z. B. Kontraindikationen für Triptane). Dass ein solches Attest an die Krankenkasse erstellt wird, sollte mit dem Patienten vorher besprochen und entsprechend dokumentiert werden. Einige Kassen, auch private, möchten die medizinische Notwendigkeit auf diese Art begründet haben. **Nicht sinnvoll ist ein Attest eines Lungenfacharztes.** Diagnose und Therapie des Cluster-Kopfschmerzes gehören als primäres Kopfschmerzsyndrom in das neurologische Fachgebiet.

Für Rückmeldungen und Fragen stehen Ihnen die Autoren selbstverständlich gerne zur Verfügung. Auch Downloade und Rückmeldungen über Erfahrungen und evtl. Schwierigkeiten: www.dmkg.de.
Link: http://www.clusterheads.org

8

8.5.2 Vorschlag für ein mögliches Attest zum Einsetzen in den eigenen Briefkopf

Patient: Herr / Frau XY, geb. xx.yy.zzzz;
Diagnose: Episodischer / chronischer Cluster-Kopfschmerz
Verordnung von Sauerstoff zur Attackenkupierung bei Cluster-Kopfschmerz

---

Sehr geehrte Damen und Herren,

als Anlage finden Sie ein Rezept über die Verordnung von 8–12 l/min 100 % Sauerstoff zur Inhalation über Maske für meinen Patienten Herrn / Frau XY, geb. xx.yy.zzzz, zur Kupierung der Kopfschmerzattacken bei episodischem / chronischem Cluster-Kopfschmerz.

Cluster-Kopfschmerz ist eine primäre Kopfschmerzform, die sich klinisch in heftigsten, attackenförmig auftretenden, einseitigen Kopfschmerzen äußert. Begleitend sind autonome Erscheinungen, wie hängendes Augenlid, Verkleinerung der Pupille, Tränenfluss, Überwärmung und Nasenlaufen auf der betroffenen Seite, weshalb der Kopfschmerz in die Gruppe der sogenannten „trigemino-autonomen" Kopfschmerzen eingeordnet wird. Während der akuten Attacke sind die Patienten ruhelos, was in der Literatur als „pacing around" bezeichnet wird. Unbehandelt dauert eine Kopfschmerzattacke typischerweise zwischen 15 und 180 Minuten und tritt bis zu 8-mal täglich, gehäuft nachts, auf. Therapeutisch greift man hier zum einen durch vorbeugende Medikamente (z. B. Verapamil, Lithium oder Methysergid) ein, damit die Attacken seltener werden bzw. nicht mehr auftreten, sowie durch eine Akuttherapie der einzelnen Attacken.

Mittel erster Wahl nach den Empfehlungen der Deutschen Migräne- und Kopfschmerzgesellschaft und der internationalen Literatur zur Kupierung der Cluster-Attacke ist die Inhalation von 8–12 l 100 % Sauerstoff über Maske für die Dauer von 15 Minuten in sitzender vorne übergebeugter Haltung. Alternative medikamentöse Therapie ist die Verabreichung von 6 mg Sumatriptan s. c. (Imigran®-Spritzen), was jedoch die u. U. nebenwirkungsreichere Alternative darstellt, zudem nicht beliebig oft eingesetzt werden kann und z. T. auch mit vorbeugenden Medikamenten (Methysergid, Lithium) interagieren kann.

Die Verabreichung von Sauerstoff ist bei 70 % der Patienten wirksam. Bei Herrn / Frau XY wurde die erfolgreiche Kupierung der Cluster-Attacke durch die Inhalation von Sauerstoff in unserer / meiner Klinik / Praxis bereits überprüft.

Da Herr / Frau XY unter einem episodischen / chronischen Cluster-Kopfschmerz seit aa.bb.cccc mit einer Episodenfrequenz von y / Jahr und einer Dauer von x Minuten leidet, ist aus jetziger Sicht davon auszugehen, dass Herr / Frau XY auf längere Dauer auf die Therapie mit Sauerstoff angewiesen sein wird. Parallel zur Akuttherapie wurde zur prophylaktischen Behandlung xyz bereits eingeleitet.

Ich / wir bitte / n um Genehmigung der Verordnung für ein Sauerstoffgerät und Kostenübernahme. Sollten sie bezüglich des weiteren Procedere oder der Auswahl der Lieferanten oder Geräte irgendwelche Vorgaben haben, bitte / n ich / wir um umgehende entsprechende Mitteilung.

Wir danken Ihnen bereits vorab für Ihre Bemühungen und verbleiben mit freundlichen Grüßen

8

8.6   Protokoll zur Dihydroergotamin(DHE)-Behandlung

Dihydroergotamin (DHE) für die Behandlung von Cluster-Kopfschmerzen und Migräne

i. m. / s. c.   möglich
i. v.-Bolus   möglich in 10 ml NaCl über 10 Minuten* (s. u.)
i. v.-Infusion   möglich 3 mg in 500 ml NaCl über 24 Stunden*

Kompatible Lösungsmittel

- Glucose 4 %, NaCl 0,18 %
- NaCl 0,9 %
- Glucose 5 %

* wegen eventueller Übelkeit dringend antiemetische Begleitmedikation

Der Patient sollte vorbehandelt werden mit Domperidon 30 mg Supp. oder 10 mg p. o. vor jeder Gabe von DHE. Wenn Domperidon nicht effektiv ist: Metoclopramid 10 mg p. o. oder Odansetron 1 mg i. v.

Dosierung:

Intermittierende Dosierung

Tag 1	erste Dosis	0,5 mg
	zweite Dosis	0,75 mg
	dritte Dosis	1,0 mg
Tag 2 und 3	1,0 mg alle 8 Stunden bis zu einer Maximaldosis von 9 mg ± 1 mg	

Wenn der Patient sehr über Übelkeit klagt, sollte die Dosierung nicht eskaliert werden und bei der höchsten, noch vertragenen Dosis in einem 8-stündlichen Regime bleiben bis 9 mg ± 1 mg erreicht sind oder 4 Tage mediziert wurde.

Infusionstherapie

Um eine mögliche Übelkeit zu vermeiden oder zu minimieren, kann Dihydroergotamin als intravenöse Infusion (3 mg) in 500 ml NaCl 0,9 % in einer Rate von 21 ml / h verabreicht werden.

Nebenwirkungen

- Übelkeit und Erbrechen
- Kardiovaskuläre Effekte: Vasospasmen, Tachykardie, Bradykardie, Parästhesien
- Gefühl der Kälte und / oder Taubheit und „Kribbelgefühle" der Extremitäten durch Ergotamin mit der Gefahr einer Gangrän.

Kontraindikationen

Vaskuläre Risikofaktoren, KHK, Hypertonus, Leber- / Nierenschäden, Schwangerschaft.

8.7 Häufig in der Therapie von Kopfschmerzen benutzte Medikamente

Name	Indikation	Nebenwirkungen	Kontraindikationen	Wechselwirkungen
Acetylsalicylsäure 50/100/200/300/400/500 mg retard Tabletten, Granulat, Kautabletten, Brausetabletten, Lsg. (Aspirin®, ASS®, Godamed®)	Akute Kopfschmerzen primärer oder sekundärer Ursache Migräne Spannungs-KS Weniger akute KS-Syndrome (idiopathisch stechender KS, Anstrengungs-KS, Husten-KS, sexueller KS, Druckkopfschmerz Höhen- oder Kälte-KS) Arteriitis temporalis	Gastrointestinale NW Asthma Allergie	Ulkus, Blutungsneigung Asthma Tinnitus Postpunktioneller Kopfschmerz	Erhöhte Wirkung von Antikoagulanzien Corticoiden Alkohol Digoxin Lithium Phenytoin Erniedrigte Wirkung von Aldosteronantagonisten Schleifendiuretika Antihypertonika Valproinsäure
Amitriptylin 10/25/50/75/100 mg Tabletten, Kapseln, Dragees, Lsg. (Saroten®, Amineurin®, Novoprotect®) **Amitriptylinoxid** 30/60/90/120 mg Tabletten (Equilibrin®, Amioxid®)	Spannungs-KS (1./2. Wahl) Posttraumatischer KS Atypische Gesichts-schmerzen (1. Wahl) Neuralgien Zentrale und Deafferentierungs-schmerzen Herpes zoster, postzosterische Neuralgie	Kardial: Hypotension, Tachykardie, Arrhythmien Zentral: Erregungszustände, Angst, Tremor, Schwindel, Tinnitus, Desorientierung, Halluzinationen Peripher: PNP Anticholinerg: Mundtrockenheit, Obstipation, Akkommodationsstörungen, Schweißausbrüche Hämatologisch: Zytopenien, Agranulozytosen Gastroenterologisch: Nausea, Vomitus, Diarrhoe Endokrin: Gewichtszunahme, Gynäkomastie Allergisch: Urtikaria, Photosensibilisierung	Herzrhythmusstörungen, AV-Blockierungen Prostatahypertrophie Glaukom Anfallsleiden Psychosen Schwangerschaft, Stillzeit MAO-Hemmer	Erhöhte Wirkung von Anticholinergika Katecholaminen Alkohol Antiarrhythmika Glycosiden Erniedrigte Wirkung von Clonidin Guanethidin

Medikament	Indikation	Nebenwirkungen	Kontraindikationen	Wechselwirkungen
Baclofen 5/10/25 mg Tabletten (Lioresal®)	Neuralgien, additiv (3. Wahl) Zentrale und Deafferentierungs-schmerzen (3./4. Wahl)	Übelkeit, Erbrechen Schwindel Kopfschmerzen Psychosen Spätdyskinesien Parkinsonoid Epileptische Anfälle, v.a. bei schnellem Absetzen	Niereninsuffizienz Cerebrale Anfallsleiden	Erhöhte Wirkung von Muskelrelaxanzien Zentral sedierenden Medikamenten Antihypertensiva
Budipin 10/20/30 mg Tabletten (Parkinsan®)	Cluster-KS, prophylaktisch (3. Wahl)	Überleitungsstörungen (mit Palpitation, Schwindel, Synkopen) Mundtrockenheit Benommenheit Erregung, Hyperkinesen	Myasthenia gravis Dekomp. Herzinsuffizienz „Long QT-Syndrom" Bradykardie Hypokaliämie	Erhöhte Wirkung von Metoprolol Antiarrhythmika 1a Antidepressiva Thioridazin Antihistaminika Makroliden
Carbamazepin 150/200/300/400/600 mg retard Tabletten, Saft (Tegretal®, Timonil®, Sirtal®, Carbium®)	Neuralgien (1. Wahl) Atypische Gesichtsschmerzen (3. Wahl) Zentrale und Deafferentierungs-schmerzen (2. Wahl) Postzosterische Neuralgie (2. Wahl)	Benommenheit Schwindel Ataxie Sehstörungen Übelkeit Leukopenien, Thrombopenien AV-Blockierungen	Kombination mit MAO-Hemmer Porphyrien Kardiale Überleitungsstörungen Knochenmark-schädigung Überempfindlichkeit gegen Antidepressiva	Erniedrigte Wirkung von Valproinsäure Clonazepam Digoxin Tetracyclinen Kontrazeptiva Schilddrüsenhormonen
Clonazepam 0,25/0,5/1/2 mg Tabletten, Lsg. (Rivotril®, Antelepsin®)	Neuralgien, additiv Zentrale und Deafferentierungs-schmerzen (2. Wahl)	Müdigkeit, Sedierung Ataxie Thrombopenie Haarausfall Brustschmerzen	Myasthenia gravis Schwere Ateminsuffizienz	Erhöhte Wirkung von Zentral wirksamen Pharmaka Alkohol Muskelrelaxanzien Cimetidin β-Blocker Antikoagularzien

8

Name	Indikation	Nebenwirkungen	Kontraindikationen	Wechselwirkungen
Cyclandelat 400 mg Kapseln (Natil®, Spasmocyclon®)	Migräne, prophylaktisch (2. Wahl)	Müdigkeit Parästhesien Exantheme	Ähnlich Flunarizin Schlaganfall Glaukom	Keine stärkeren Wechselwirkungen beschrieben
Diclofenac 25/50/75/100 mg retard Tabletten, Kapseln, Suppositorien, Lsg., Gel, Salbe (Voltaren®, Diclo®, Allvoran®, Arthrex®)	Posttraumatischer Kopfschmerz	Selten Haarausfall Selten Photosensibilisierung Selten Ösophagusläsionen	Ulkus, Blutungsneigung Analgetikaintoleranz Kinder, Jugendliche	Erhöhte Wirkung von Antikoagulanzien Corticoiden Alkohol Digoxin Lithium Phenytoin Erniedrigte Wirkung von Aldosteronantagonisten Schleifendiuretika Antihypertonika Valproinsäure
Dihydroergotamin 2,5/5 mg Kapseln, Tabletten, Tropfen, Lsg. (DHE®, DET®, Angionorm®, Dihydergot®)	Migräne akut (2. Wahl) Cluster-KS, episodisch (2. Wahl) Cluster-KS, chronisch (3. Wahl) Dialysekopfschmerz	Erbrechen, Übelkeit Muskelkrämpfe Kopfschmerzen Kältegefühl Ergotismus Schwindel NW etwas weniger stark als bei Ergotamintartrat	KHK, Hypertonie, AVK Schwangerschaft, Stillzeit Kinder < 12 J. Hinterstrangschäden, Neuropathien Ergotamin-KS	Verstärkte Vasokonstriktion bei gleichzeitiger Gabe von Makroliden Tetracyclinen

Domperidon 10 g Tabletten, Tropfen (Motilium®)	Gegen vegetative Begleitsymptome bei Migräne Zur besseren Resorption der NSAR bei Migräne	Dyskinesien Angst, Ruhelosigkeit Schwindel Müdigkeit Kopfschmerzen Parkinsonismus Prolaktinerhöhung Diarrhoe Deutlich weniger NW als Metoclopramid	Phäochromozytom Prolaktinom Mechanischer Darmverschluss Epilepsie EPMS Kombination mit MAO-Hemmern Schwangerschaft (1. Trimenon), Stillzeit	Erhöhte Wirkung von Zentral sedierenden Pharmaka Erniedrigte Wirkung von Anticholinergika Verstärkung extrapyramidaler Wirkung bei Gabe von Neuroleptika trizykl. Antidepressiva MAO-Hemmern
Ergotamintartrat 2 mg Kapseln, Tabletten, Suppositorien (Migrexa®, ergo kranit®, ergo sanol®)	Migräne, akut (2. Wahl) Cluster-KS, episodisch (2. Wahl) Cluster-KS, chronisch (3. Wahl) Dialysekopfschmerz	Erbrechen, Übelkeit Muskelkrämpfe Kopfschmerzen Kältegefühl Ergotismus Schwindel	KHK, Hypertonie, AVK Schwangerschaft, Stillzeit Kinder < 12 J. Hinterstrangschäden, Neuropathien Ergotamin-KS	Verstärkte Vasokonstriktion bei gleichzeitger Gabe von Makroliden Tetracyclinen
Flunarizin 5/10 mg Kapseln (Sibelium®, Flunavert®)	Migräne, prophylaktisch	Müdigkeit Gewichtszunahme Depressionen Gastrointestinale NW Hyperkinesen, Parkinsonoid, Tremor	Depressionen Stillzeit Übergewicht Fokale Dystonien, Parkinson in der Familie	Erhöhte Wirkung von Antihypertensiva Digoxin Chinidin Theophyllin Antihistaminika Nephrotoxischen Pharmaka
Gabapentin 100/300/400 mg Kapseln (Neurontin®)	Neuralgien, additiv Zentrale und Deafferentierungs-schmerzen, additiv Posttraumatischer KS, additiv Atypische Gesichtsschmerzen, additiv	Müdigkeit Übelkeit, Erbrechen Gewichtszunahme Nervosität, Schlaflosigkeit Seltener Ataxie, Nystagmus, Tremor, Schwächegefühl, Parästhesien	Akute Pankreatitis Relativ bei Galactosämie, Niereninsuffizienz	Verminderte Bioverfügbarkeit bei Gabe von Magnesium- oder Aluminium-haltige Präparaten

8

Name	Indikation	Nebenwirkungen	Kontraindikationen	Wechselwirkungen
Ibuprofen 200/400/600/800 mg retard Tabletten, Dragees, Kapseln, Saft, Granulat, Brausetabletten, Suppositorien, Lsg., Creme, Gel (Aktren®, Dolormin®)	Wie ASS Kopfschmerzen bei Kindern	Gastrointestinale NW Asthma Allergie	Ulkus, Blutungsneigung Asthma Tinnitus Postpunktioneller KS	Erhöhte Wirkung von Antikoagulanzien Corticoiden Alkohol Digoxin Lithium Phenytoin Erniedrigte Wirkung von Aldosteronantagonisten Schleifendiuretika Antihypertonika Valproinsäure
Indometacin 25/50/75/100 mg retard Tabletten, Kapseln, Suppositorien, Lsg., Spray (Indo®, Amuno®, Inflam®)	Trigemino-autonome KS (EPH/CPH; HC) Hypnischer KS Versuchsweise bei Anstrengungs- und sexuellem KS Versuchsweise bei cervicogenem KS	Haarausfall Depression Verwirrtheitszustände, Angst Psychotische Episoden, Halluzinationen	Analgetikaintoleranz Blutungen, Ulzera Kinder < 14 J.	Erhöhte Wirkung von Antikoagulanzien Corticoiden Alkohol Digoxin Lithium Phenytoin Erniedrigte Wirkung von Aldosteronantagonisten Schleifendiuretika Antihypertonika Valproinsäure
Lidocain 2%/5% Salbe/Gel (Xylocain®)	Cluster-KS, akut (1. Wahl) Cervicogener KS (2. Wahl) N.-laryngeus-sup.-/ N.-occipitalis-Neuralgie (2. Wahl) Zentrale und Deafferentierungs- schmerzen (2. Wahl) Postzosterische Neuralgie (als Salbe/Gel)	Schwindel Erbrechen Benommenheit Krämpfe Bradykardie HRS Schock Allergische Reaktion	Akute dekomp. Herzinsuffizienz Schwere Überleitungsstörungen	Erhöhte Wirkung von Antiarrhythmika β-Blockern Calciumantagonisten Erniedrigte Wirkung von Sulfonamiden

Lisurid 0,025/0,2/0,5 mg Tabletten (Cuvalit®, Dopergan®)	Migräne, prophylaktisch (2. Wahl)	Müdigkeit, Schwindel Muskelschwäche	Schwangerschaft KHK, AVK	Keine stärkeren Wechselwirkungen beschrieben
Lithium 400/450/536 mg retard Tabletten (Hypnorex®, Quilonum®)	Cluster-KS, prophylaktisch (1. Wahl)	Muskelschwäche Initialtremor Dermatosen/Psoriasis Krampfanfälle Struma/Hypothyreose Polyurie/Nierenschäden EKG-Veränderungen	Herzfunktionsstörungen M. Addison Niereninsuffizienz Schwangerschaft, Stillzeit	Erhöhte Wirkung von Saluretika Methyldopa Jodverbindungen NSAR Erniedrigte Wirkung von Acetazolamid
Magnesium 1,5 g = 5 mmol Mg Kautabletten, Brause, Dragees (Magnesium-Verla®)	Migräne, versuchsweise zur Prophylaxe (3. Wahl)	Obstipation, breiige Stühle, Diarrhoe Muskelschwäche Müdigkeit, Koma Herzrhythmusstörungen Atemdepression	AV-Block Schwere Niereninsuffizienz	Erniedrigte Wirkung von Eisenpräparaten Tetracyclinen Isoniazid Digoxin Chlorpromazin
Metamizol 500/1000/2500 mg Tabletten, Tropfen, Suppositorien, Lsg. (Novalgin®, Analgin®, Berlosin®, Novamin®)	Akuter Kopfschmerz, versuchsweise	Nekrolysen (Lyell-Syndrom) Fixes Arzneimittelexanthem Schock Blutdruckabfall Analgetikainduziertes Asthma Agranulozytose Nierenfunktionsstörungen Überempfindlichkeitsreaktionen	Überempfindlichkeit gegen Pyrazolone Knochenmark-erkrankungen Glucose-6-Phosphatdehydrogenase-Mangel Akute hepatische Porphyrie Schwangerschaft, Stillzeit Säuglingsalter Instabile Kreislaufsituation, stärkere Hypotonie Allergisches Asthma	Nicht genau bekannte Wechselwirkungen, vermutet werden WW mit Captopril Lithium Triamteren Antihypertensiva Diuretika

8

Name	Indikation	Nebenwirkungen	Kontraindikationen	Wechselwirkungen
Methylprednisolon 2/4/8/16/40/100 mg (Medrate®, Urbason ®)	Arteriitis temporalis Tolosa-Hunt-Syndrom Cluster-KS, episodisch + chronisch (2. Wahl)	Gewichtszunahme Büffelnacken, Vollmondgesicht Blutbildveränderungen mit Polyglobulie, Lymphopenie, Granulozytose Osteoporose Magen-Darm-Ulzera Akne, Hautatrophie, Dermatitis Depression, Antriebssteigerung Übelkeit, Kopfschmerzen Steroiddiabetes Hypertonie Infektgefahr Glaukom, Katarakt	Magen-Darm-Ulzera Osteoporose Psychiatrische Anamnese Herpesinfektion, Tuberkulose Mykosen Eng- und Weitwinkelglaukom Chronisch-aktive Hepatitis Schwere Colitis ulcerosa Tuberkulose	Erhöhte Wirkung von Glycosiden Saluretika Anticholinergika
Methysergid 3 mg retard Tabletten (Deseril®)	Migräne, prophylaktisch (2. Wahl) Cluster-KS, episodisch (2. Wahl) Cluster-KS, chronisch (3. Wahl)	Müdigkeit, Schlafstörungen Schwindel Muskelschmerzen, KS Bei Anwendung über 6 Monate: Retroperitonealfibrose, Lungenfibrose	Schwangerschaft Hypertonie Nieren- und Leberfunktionsstörungen AVK, KHK	Erhöhte Vasokonstriktion bei gleichzeitiger Gabe von Mutterkornalkaloiden
Metoclopramid 10/20/30/50 mg retard Tabletten, Tropfen, Suppositorien, Kapseln, Lsg. (Paspertin®, Gastrosi®, Cerucal®, MCP®)	Gegen vegetative Begleitsymptome bei der Migräne zur besseren Resorption der NSAR bei der Migräne	EPMS, Unruhezustände	Kinder < 14 J. Hyperkinesen, Epilepsie Schlafstörungen Prolaktinom	Erhöhte Wirkung von Zentral sedierenden Pharmaka Erniedrigte Wirkung von Anticholinergika Verstärkung extrapyramidaler Wirkung bei Gabe von Neuroleptika trizykl. Antidepressiva MAO-Hemmer

Medikament	Indikation	Nebenwirkungen	Kontraindikationen	Wechselwirkungen
Metoprolol 50/100/200 mg retard, Tabletten (Beloc Zok®, Azumetop®, Lopresor®, Jeprolol®)	Migräne, prophylaktisch Cluster-KS, prophylaktisch	Müdigkeit, Schlafstörungen Hypotonie, Schwindel Hypoglykämie Bronchospasmus Bradykardie Impotenz Gewichtszunahme	Ausgeprägte Hypotonie Diabetes mellitus Asthma bronchiale AV-Blockierungen Bradykardien	Erhöhte Wirkung von Antiarrhythmika Antidiabetika Antihypertensiva
Mianserin 10/30/60 mg Tabletten (Mianeurin®, Tolvin®, Prisma®)	Spannungs-KS (3. Wahl)	Müdigkeit Übelkeit, Erbrechen	Leber-, Nierenschäden	Erhöhte Wirkung von Anticholinergika Katecholaminen Alkohol Antiarrhythmika Glycosiden Erniedrigte Wirkung von Clonidin Guanethidin
Misoprostol 200 µg Tabletten (Cytotec®)	Neuralgien, additiv (1. Wahl)	Bauchschmerzen Weicher Stuhl, Durchfall Übelkeit, Erbrechen Aufstoßen Zyklusveränderungen	Überempfindlichkeit gegen Prostaglandine Entzündliche Darmerkrankungen	Erhöhte Wirkung von Laxanzien Erniedrigte Wirkung von Antazida
Naproxen 250/500/750 mg Tabletten, Suppositorien (Proxen®, Aleve®)	Menstruelle Migräne, Kurzzeitprophylaxe	Magenschmerzen Überempfindlichkeits-reaktionen	Blutungsneigung Magen-Darm-Ulzera Asthma bronchiale	Erhöhte Wirkung von Antikogulanzien Corticoiden Alkohol Digoxin Lithium Phenytoin Erniedrigte Wirkung von Aldosteronantagonisten Schleifendiuretika Antihypertonika Valproinsäure

8

Name	Indikation	Nebenwirkungen	Kontraindikationen	Wechselwirkungen
Paracetamol 125/250/500/1000 mg Tabletten, Saft, Granulat, Brausetabletten, Suppositorien, Lsg., Sirup (ben-u-ron®, Captin®, Doloredukt®)	Wie ASS Kindliche KS	I.d.R. keine	Leberfunktionsstörung, Nierenfunktionsstörung	Erhöhte Wirkung von Chloramphenicol Metoclopramid Erhöhte Leberanfälligkeit durch die gleichzeitige Gabe von Antiepileptika Alkohol
Phenytoin 30/100/250/750 mg Tabletten, Kapseln, Lsg. (Zentropil®, Phenhydan®, Epanutin®)	Neuralgien (2. Wahl) Atypische Gesichtsschmerzen (3. Wahl)	Hautausschlag Müdigkeit Ataxie Erhöhung der Leberwerte Gingivahyperplasie Hirsutismus Lupus Osteomalazie	Nach frischem Myokardinfarkt Bei AV-Block II./III. Grades Sick-sinus-Syndrom Knochenmarkschäden	Erhöhte Wirkung von Rifampicin Methotrexat Erniedrigte Wirkung von Antikoagulanzien Verapamil Doxycyclin Kontrazeptiva Carbamazepin Valproat Corticoiden
Pimozid 0.25 mg Tabletten (Orap®)	Neuralgien, additiv (2. Wahl)	Cholinerge NW (Müdigkeit, Speichelfluss, Bradykardie, RR↓, gastrointestinale Motilität) Akinesen, Spätdyskinesien Parkinsonoid	Extrapyramidale Störungen M. Parkinson	Erhöhte Wirkung von Zentral sedierenden Substanzen Alkohol Dopaminantagonisten Propranolol Lithium Trizykl. Antidepressiva Adrenalin Phenytoin Erniedrigte Wirkung von Dopaminagonisten Coffein Methyldopa Clonidin

Pizotifen 0,5 mg Tabletten, Dragees, Sirup (Sandomigran®, Mosegor®)	Migräne, prophylaktisch (2. Wahl) Versuchsweise bei Cluster-KS (3. Wahl)	Müdigkeit Gewichtszunahme Hunger Mundtrockenheit Obstipation	Glaukom Prostatahypertrophie KHK	Erhöhte Wirkung von Schlaf- und Beruhigungsmitteln Antihistaminika Alkohol
Propranolol 10/40/80/160 mg retard Tabletten (Dociton®, Obsidan®, Indobloc®)	Migräne, prophylaktisch Cluster-KS, prophylaktisch	Müdigkeit, Schlafstörungen Hypotonie, Schwindel Hypoglykämie Bronchospasmus Bradykardie Impotenz Gewichtszunahme	Ausgeprägte Hypotonie Diabetes mellitus Asthma bronchiale AV-Blockierungen Bradykardien	Erhöhte Wirkung von Antiarrhythmika Antidiabetika Antihypertensiva
Thioridazin 25/30/50/100/200 mg Tabletten/ Dragees (Melleril®)	Atypische Gesichtsschmerzen (3. Wahl)	Antiadrenerg: Sedierung, psychomot. Dämpfung, Antriebsminderung Anticholinerg: Orthostat. Hypotonie Blutbildveränderungen (-penien, Agranulozytose) Hepatotoxizität (Transaminasen ↑) Arrhythmien, Überleitungsstörungen Appetit-, Gewichtszunahme EPMS (Frühdyskinesien, Parkinsonoid, Akathisie, tardive Spätdyskinesien) Malignes neuroleptisches Syndrom (starker Rigor, Fieber, Bewusstlosigkeit, CK ↑, Rhabdomyolyse) Hyperprolaktinämie mit Galaktorrhoe und Amenorrhoe Photosensibilisierung	Prostatahypertrophie, Harn-, Stuhlentleerungs-störungen, Glaukom, Arrhythmien, Überleitungsstörungen M. Parkinson	Erhöhte Wirkung von Zentral sedierenden Substanzen Alkohol Dopaminantagonisten Propranolol Lithium Trizykl. Antidepressiva Adrenalin Phenytoin Erniedrigte Wirkung von Dopaminagonisten Coffein Methyldopa Clonidin

8

Name	Indikation	Nebenwirkungen	Kontraindikationen	Wechselwirkungen
Topiramat 25/50/100/200 mg Tabletten (Topamax®)	Versuchsweise als Prophylaktikum bei Migräne und Cluster-KS (3. Wahl)	Müdigkeit Schwindel Ataxie Tremor Ängstlichkeit, Unruhe Gewichtsverlust Gedächtnis- und Konzentrationsstörungen	Kinder < 12 J.	Erhöhte Wirkung von Phenytoin Zentral sedierenden Substanzen Erniedrigte Wirkung von Digoxin Kontrazeptiva
Tranylcypromin 10 mg Tabletten (Parnate®)	Atypische Gesichtsschmerzen (3. Wahl)	Deutlich weniger anticholinerge Wirkung als trizykl. Antidepressiva Schlafstörungen, KS Insgesamt sehr antriebssteigernd, daher oft Suizidgefahr Durch Nichtspaltung von anderen biogenen Aminen auch hypertone Krisen	Schwere Nierenschäden Maligne Hyperthermie Diabetes insipidus Akute Delirien Porphyrien Kinder < 16 J.	Erhöhte Wirkung von Vasokonstriktorischen Substanzen Antidepressiva Opiaten Alkohol Sedativa Antidiabetika Antiparkinsonmitteln Antihypertonika
Triptane Tabletten Sumatriptan auch s.c., Suppositorien, Nasenspray Sumatriptan 10/20/50/100 mg (Imigran®) Zolmitriptan 2,5 mg (Asco-top®)	Akute Migräne- oder Cluster-Attacken Cluster-KS, prophylaktisch (3. Wahl)	Druck-, Schweregefühl Brustschmerzen, Atemnot Kälte-, Wärmegefühl Schwächegefühl Müdigkeit, Schwindel Bei häufigem Gebrauch medikamenteninduzierte KS (= „Suma-Kopfschmerz") Lokalreaktion an der Injektionsstelle	KHK, Herzinfarkt, Angina pect. M. Raynaud, pAVK Schwangerschaft, Stillzeit Kinder, Pat. > 65 J. Schwere Nieren- oder Lebererkrankungen Nicht während der Aura Nicht mit Ergotaminen (Mindestabstand von 8 h)	Erhöhte Wirkung von SSRI MAO-Hemmern Ergotaminen

Medikament	Indikation	Nebenwirkungen	Kontraindikationen	Wechselwirkungen
Naratriptan 2,5 mg (Naramig®) Rizatriptan 5/10 mg (Maxalt®) Eletriptan 40 mg (Relpax®) Almotriptan 12,5 mg (Almogran®) Frovatriptan 2,5mg (Allegro®)				
Valproat 150/300/500/600/1000 mg retard Tabletten, Dragees, Saft, Lsg. (Ergenyl chrono®, Convulex®, Orfiril®)	Migräne, prophylaktisch (2. Wahl) Cluster-KS, prophylaktisch (3. Wahl) Zentrale und Deafferentierungs-schmerzen (2. Wahl)	Müdigkeit, Schwindel Hautausschlag Haarausfall Leberfunktionsstörungen Teratogene Wirkungen (Neuralrohrdefekte)	Leberfunktionsstörungen Schwangerschaft Alkoholabusus	Erhöhte Wirkung von Barbituraten Primidon Neuroleptika Antidepressiva Antikoagulanzien Acetylsalicylsäure
Verapamil 40/80/120/240 mg retard Tabletten/Dragees/ Kapseln/ Lsg. (Isoptin®, Azupamil®, Vera®)	Clusterprophylaxe, 1. Wahl	RR-Senkung Flush Obstipation Gewichtszunahme Impotenz AV-Blöcke	Dekomp. Herzinsuffizienz Frischer Herzinfarkt AV-Blockierungen Sick-Sinus-Syndrom	Erhöhte Wirkung von Antihypertensiva Digoxin Chinidin Theophyllin Antihistaminika Nephrotoxischen Pharmaka

8

8.8 Index

8

8